Sitzungsberichte
der Akademie der Wissenschaften
der DDR
Mathematik – Naturwissenschaften – Technik

15 N

1980

Umwelttoxikologische Bewertung chemischer Produkte

AKADEMIE-VERLAG · BERLIN

Sitzungsberichte
der Akademie der Wissenschaften
der DDR
Mathematik — Naturwissenschaften — Technik

Jahrgang 1980 · Nr. 15/N

Umwelttoxikologische Bewertung chemischer Produkte

AKADEMIE-VERLAG BERLIN
1981

Vorträge gehalten in der Sitzung der
Klasse Medizin am 21. 9. 1978 und in der
gemeinsamen Sitzung der Klassen Medizin und Umweltschutz
und Umweltgestaltung am 22. 11. 1979

Herausgegeben im Auftrage
des Präsidenten der Akademie
der Wissenschaften der DDR
von Vizepräsident Prof. Dr. Heinrich Scheel

Erschienen im Akademie-Verlag, DDR-1080 Berlin, Leipziger Str. 3—4

Lizenznummer: 202 · 100/84/80
Gesamtherstellung: VEB Druckhaus Köthen
Bestellnummer: 762 888 2 (2010/80/15/N) LSV 2065
Printed in GDR
DDR 6,50 M

Inhalt

KARLHEINZ LOHS, Ordentliches Mitglied der Akademie der Wissenschaften der DDR
Umwelttoxikologische Bewertung chemischer Erzeugnisse und ihrer Abprodukte .. 5

HELMUT HAENEL, Ordentliches Mitglied der Akademie der Wissenschaften der DDR
Menschliche Ernährung 21

RUDOLF ENGST, Korrespondierendes Mitglied der Akademie der Wissenschaften der DDR
Schadstoffe in der menschlichen Ernährung (Umwelt) und ihre toxikologische Bewertung 39

EMANUEL HEINISCH, Prof. Dr. sc. nat., Institut für Geographie und Geoökologie der Akademie der Wissenschaften der DDR
Ökologisch-ökonomische Wechselwirkungen bei der Anwendung von Pflanzenschutzmitteln und Mitteln zur Steuerung biologischer Prozesse 53

Karlheinz Lohs

Umwelttoxikologische Bewertung chemischer Erzeugnisse und ihrer Abprodukte

1. *Vorbemerkungen*

Das Thema der Gifte und ihrer Bewertung war im November 1977 bereits Gegenstand einer gemeinsamen Sitzung der Klasse Chemie sowie der Klasse Umweltschutz und Umweltgestaltung [1]; ebenso sind auch die speziellen Aspekte der Abprodukte bereits in einer Sitzung der Klasse Umweltschutz und Umweltgestaltung behandelt worden [2]. Nachfolgend soll nicht das vor den anderen Klassen bereits Dargelegte wiederholt werden, sondern es wird der Versuch unternommen, dieses Thema der umwelttoxikologischen Bewertung chemischer Erzeugnisse und der damit verbundenen Abproduktproblematik unter dem spezifischen Aspekt der Klasse Medizin in einer neuen Betrachtungsweise zur Diskussion zu stellen. Hier, wie in den schon vorangegangenen Erörterungen zu dieser Problematik, gehen wir davon aus, daß die sozialistische Gesellschaftsordnung die objektiven Voraussetzungen besitzt, die anstehenden Aufgaben optimal zu lösen.

2. *Einleitung*

Wir stehen heute vor der Tatsache, daß die industrielle Synthesechemie in einem immer stärkeren Maße mit ihren Produkten ebenso wie mit ihren Abprodukten die verschiedensten Bereiche der Technik, aber auch des alltäglichen Lebens der Bürger beeinflußt. Dies führt zu ganz neuartigen Problemen des Gesundheits- und Umweltschutzes, wie sie noch vor 20 Jahren unbekannt waren und selbst für den Spezialisten auf diesem Gebiet damals jenseits der Schwelle des Jahres 2000 zu liegen schienen.

Die Ursachen für diese sich vollziehenden stürmischen Entwicklungen in Industrie und Gesellschaft sind vielfältig und können in allen ihren gegenseitigen Abhängigkeiten und Verästelungen hier nicht dargestellt werden. So vielfältig solche Ursachen aber auch sind, hinsichtlich der ausgelösten Wirkungen kumuliert dieser Sachverhalt in einer Zuspitzung der umwelttoxikologischen Situation und damit in einer oftmals pauschalen Kritik an der für die Situation verantwortlich gemachten Chemisierung weiter Bereiche der Volkswirtschaft. Sowenig pauschale Kritik in dieser Situation hilfreich ist, sowenig nützt es, wenn man die Probleme zu verdrängen versucht, etwa nach dem Motto „daß nicht sein kann, was nicht sein darf“; gerade diese Haltung ist aber gegenwärtig typisch für die Konzernsprecher in den kapitalistischen Staaten.

Wenn ich nun zu diesen Fragen hier als Chemiker und Toxikologe vor den Fachkollegen der Medizin spreche, so muß ich zunächst um das Verständnis dafür ersuchen, daß die Chemiker ihrer Ausbildung und damit ihrem Denken gemäß vorwiegend „Synthetiker“ sind. Ihr Bemühen war und ist deshalb überwiegend auf die Suche nach neuen Wirksubstanzen — im weitesten Sinne des Wortes — gerichtet. In der überwiegenden Zahl der Fälle handelt es sich dabei um eine gezielte Suche nach Substanzen mit positiven Wirkungen, d. h. mit Wirkungen in Richtung auf z. B. therapeutische Effekte (Pharmaforschung) oder um Wirkung in Richtung auf Erleichterungen in der Handhabung und Anwendung chemisch-technischer Erzeugnisse (Applikationsforschung) oder in der Entwicklung von Produkten zur effektiveren Bekämpfung von Schädlingen sowie des Schutzes von Nutzpflanzen und Nutztieren oder ganz allgemein von Produkten zu biologischen Prozeßsteuerungen. Niemand wird abstreiten wollen, daß solche Zielsetzungen der Chemiker stets den gesellschaftlichen Bedürfnissen orientiert waren und zu grundlegenden Veränderungen der technischen und ökonomischen Verhältnisse in weiten Teilen der Welt wesentlich beigetragen haben.

Erst in den letzten Jahren beginnt sich ein Umschwung im Denken der Chemiker zu vollziehen. Dieser Umschwung hat das auf Synthese neuer Produkte orientierte Bemühen in seiner Ausschließlichkeit schon spürbar zurückgedrängt. Für den Chemiker wie auch für den Techniker ist es heute zu einem unumgänglichen Erfordernis geworden, daß er sich nicht nur um die Erzeugung neuer Produkte und deren Verarbeitung Gedanken macht, sondern in sich immer stärkerem Maße auch um die Abprodukte, respektive deren Immobilisation und Entgiftung kümmert. Die Abprodukte werden deshalb jetzt nicht nur als ein ökonomisches Problem im Sinne ihrer technischen Beseitigung oder Deponie gesehen, sondern sie werden unter umwelttoxikologischen Aspekten auch als Schadstoffe begriffen. Damit aber übernimmt der Chemiker die Verpflichtung, für solche Schadstoffe die Mittel und Methoden zu ihrem möglichst gefahrlosen Abbau resp. ihrer Entgiftung oder der Sekundärnutzung und — damit in Verbindung — ihrer allseitigen Bewertung zum Gegenstand seiner Forschungen zu machen.

Dieser Sachverhalt führt mehr und mehr dazu, daß sich aus der Chemie heraus — in enger Anlehnung an Teildisziplinen der Medizin — eine chemische Toxikologie entwickelt hat. Für die auf diesem Gebiet tätigen Chemiker sind nicht mehr (wie in früheren Jahrzehnten üblich) alle Schäden, die für den Menschen und seine Umwelt entstehen, eine ausschließliche Angelegenheit der Medizin, sondern sie gelten heute bereits als Bestandteil von chemisch-toxikologischen Forschungsprogrammen im Rahmen präventiver technischer Maßnahmen und dazu erforderlicher Mittel sowie Methoden.

Aber auch für die Medizin hat heute die Schadstoffproblematik eine ganz andere

Bedeutung erlangt als noch vor wenigen Jahrzehnten. Während früher fast ausschließlich die Gewerbe- bzw. Arbeitsmediziner sich um Schadstoffprobleme kümmerten und bestenfalls solche Fragen noch mit in den Bereich der Hygiene hineinreichten, sind heute toxikologische Problemstellungen nahezu für alle Teildisziplinen der Medizin bedeutungsvoll geworden. Mit dem Schadstoffproblem ist der Kardiologe ebenso wie der Pulmologe, der Neurologe ebenso wie der Pädiater befaßt. Nahezu keine ärztliche Verordnung kann unberücksichtigt lassen, daß unter der Vielzahl von Fremdstoffen im Lebensbereich der Patienten sich immer häufiger solche Fremdstoffe als Schadstoffe erweisen, die für die unterschiedlichsten Interaktionen mit körpereigenen Stoffen wie mit rezeptierten Pharmaka verantwortlich sind.

Dies betrifft nicht nur solche Schadstoffe, die als Abprodukte umwelttoxikologische Folgerungen nach sich ziehen, sondern ganz generell haben biologisch aktive Verbindungen als Wirkstoffe — weit über die Arzneimittel im engeren Sinne hinaus — Eingang in die unterschiedlichsten Tätigkeitsbereiche der Menschen gefunden.

Gifte (um hier einmal diesen summarischen und nicht in eine eindeutige Definition zu fassenden Begriff zu verwenden) sind zum tagtäglichen Begleiter des Menschen in der Arbeitswelt und in der Freizeitgestaltung geworden. Dies hat insgesamt zu einer umwelttoxikologischen Situation geführt, die nunmehr von Chemikern und Medizinern gemeinsam eine neue Art der Auseinandersetzung mit dieser Erscheinungsform des wissenschaftlich-technischen Fortschritts erfordert.

3. Das Bewertungsproblem generell

Es ergibt sich die Notwendigkeit, unter chemischen wie auch unter medizinischen Aspekten für den Umweltschutz und damit den Gesundheitsschutz zu praxisrelevanten Bewertungsmaßstäben zu gelangen, die der künftigen Entwicklung in allen Bereichen der Volkswirtschaft und der Gesellschaft angemessen Rechnung tragen.

Nun bringt allerdings eine umwelttoxikologische Bewertung Besonderheiten mit sich, die nicht schlechthin mit der Bewertung der Gifte in herkömmlicher Weise vergleichbar sind und die auch noch nicht ausreichend durch bestehende gesetzliche Regelungen erfaßt werden. Es ist in diesem Zusammenhang erforderlich, sich noch einmal kurz die technisch-ökonomische Situation nach dem 2. Weltkrieg vor Augen führen.

Die großen Fortschritte auf den Gebieten des Verkehrs, der Hygiene und der Nahrungsgüterwirtschaft haben dazu geführt, daß in den zurückliegenden drei Jahrzehnten Tausende neuer chemischer Produkte mit teilweise extremer biologischer Aktivität praktische Bedeutung für die Industrie, für die Landwirtschaft und für die privaten Bereiche des täglichen Lebens Bedeutung erlangt haben. Genannt werden sollen hier auswahlweise nur die Pflanzenschutz- und Schädlingsbekämpfungsmittel sowie die Reinigungs- und Pflegemittel, ferner die vielfältigen Hilfs- und Verarbeitungsstoffe auf dem Gebiet textiler Gewebe. Manche dieser Produkte sind — obwohl oftmals gefährliche Gifte — inzwischen zu buchstäblich existenznotwendigen Voraussetzungen für den Bestand und die Weiterentwicklung der Gesellschaft geworden.

Aber nicht nur Tausende neuer Chemikalien und der mit ihnen zwangsläufig verbundenen Probleme ihrer Ausbreitung und Ablagerung bestimmen die derzeitige umwelttoxikologische Situation, sondern mehr und mehr tritt auch ein Bedeutungswandel in den „Wirkungsbereichen" solcher Gifte in Erscheinung. So stehen wir vor der Tatsache, daß die akute Vergiftung in der Arbeitsumwelt des Menschen auf Grund immer perfekterer Maßnahmen des Arbeitsschutzes rückläufig sind, daß jedoch z. B. in der Umwelt der Kinder das Problem der akzidentellen akuten Vergiftung deutlich ansteigt. (Nur am Rande sei vermerkt, daß auch die Suizidproblematik sowie Fragen der Rauschgift- und Genußmittel wesentliche Wandlungen durchgemacht haben und in kapitalistischen Ländern heute einen beachtlichen Anteil bei akuten Vergiftungen darstellen). Die chronischen Vergiftungen im engeren Sinne sind in der Industrie durch den bereits erwähnten immer perfekteren Arbeitsschutz ebenfalls auf zahlreichen Gebieten rückläufig. Demgegenüber gewinnen aber Spätschäden insgesamt mehr und mehr an Bedeutung, wobei kanzerorgane, mutane und allergene Wirkungen sowie Sonderheit noch teratogene resp. embryotoxische Effekte die Aufmerksamkeit nicht nur der Mediziner und Chemiker, sondern der breitesten Öffentlichkeit auf sich ziehen.

Insgesamt ist im wissenschaftlich-technischen Bereich ebenso wie in der Bevölkerung das Interesse an dieser gesamten Problematik der aktuten wie der latenten Bedrohung durch Gifte im letzten Jahrzehnt stark gestiegen. Leider haben journalistische Überzeichnungen der vermuteten und der realen Gefahren von Spätschäden in der Boulevardpresse kapitalistischer Länder zu Bewertungen geführt, die dem so notwendigen Anliegen sachgemäßer Aufklärung und Ursachenfindung Abbruch tun.

Es ist eine erfreuliche Feststellung, daß in internationalen Forschungsvorhaben ebenso wie in unseren nationalen Forschungsprogrammen der Medizin, der Biowissenschaften und der Chemie die Spätschadenproblematik vorrangig berücksichtigt wird. Eng damit verknüpft ist die wissenschaftliche Fundierung der Maßstäbe und Maßnahmen für die umwelttoxikologische Bewertung von Produkten sowie Abprodukten.

4. Einige Aspekte zur Bewertung der Spätschäden

Hinsichtlich der Ursache-Wirkungs-Beziehungen bei der Klärung von Spätschäden sind heute mehr Fragen aufgeworfen als gelöst. Die biologischen Mechanismen der Spätschadenentstehung liegen noch immer weitgehend im Dunkel — daran haben auch die molekularbiologischen Modelle bislang nichts grundlegend ändern können (wenngleich oftmals die in Lehrbüchern hierfür angezogenen „Paradebeispiele“ zu einer weitaus optimistischeren Einstellung verleiten mögen).

Aus dem eigenen Arbeitsbereich seien hier einige Beispiele zur Charakterisierung der derzeitigen Situation dargestellt.

Auf dem Gebiete der phosphororganischen Verbindungen, mit denen wir uns in unserer Einrichtung seit über 20 Jahren befassen, stand zunächst ausschließlich die durch eine Vielzahl solcher phosphororganischen Verbindungen ausgelöste Inhibition der Cholinesterasen, insbesondere der Acetylcholinesterase, im Vordergrund des Interesses und der daran geknüpften Bemühungen um Mittel und Methoden der therapeutischen Beeinflussung von Vergiftungen sowie der technischen Entgiftung. Dementsprechend wurden die phosphororganischen Verbindungen jahrzehntelang vor allem als Gifte mit akuter Wirkung bewertet.

Erst in den letzten 10 bis 15 Jahren hat sich für die phosphororganischen Verbindungen mehr und mehr das Problem der Spätschäden in den Vordergrund geschoben und deutlich gemacht, daß diese Spätschäden mit den bislang vertretenen Vorstellungen einer biochemisch relativ überschaubaren Inhibition der Cholinesterasen und anderer verwandter enzymatischer Blockierungen nicht erklärbar sind. Wir können für uns in Anspruch nehmen, daß wir wohl als erste einen neuen Zugang zum Verständnis einiger Spätschadeneffekte ausgewählter phosphororganischer Verbindungen im Alkylierungsvermögen dieser Verbindungsklasse suchten [3]. Die von uns entwickelte Alkylierungshypothese zur Aufklärung bestimmter Spätschadenerscheinungen erwies sich zunächst als sehr hilfreich, wenn auch aus heutiger Sicht nicht geeignet, umfassend alle die neurotoxischen Wirkungen oder die unterschiedlichen genotoxischen Effekte zu erklären, die von solchen biologisch aktiven phosphororganischen Verbindungen ausgehen können.

Der sich an die Spätschadenprobleme phosphororganischer Verbindungen knüpfende Fragenkreis reicht bis hin zur Entwicklung und Weiterentwicklung von Antidoten und deren Bewertung. Ende der 50er, Anfang der 60er Jahre hatte es zunächst den Anschein, daß für die Mehrzahl der toxischen phosphororganischen Verbindungen das Therapie-Problem mit der Schaffung der Präparate-Palette des PAM bzw. des Toxogonins und seiner Derivate befriedigend gelöst sei; aber alle diese hochgespannten Erwartungen sind durch die Aufdeckung der bis dahin nicht beachteten Spätschäden einerseits sowie die Entwicklung neuer phosphororganischer Verbindungen für den zivilen wie für den militärischen Bereich zunichte gemacht worden.

Ein weiteres Beispiel stellen die auch in der Öffentlichkeit viel diskutierten Halogenkohlenwasserstoffe, insbesondere die Chlorkohlenwasserstoffe dar. Stellvertretend seien hier nur das DDT, die Polychlorbiphenyle sowie die Herbizide des 2,4-D- und 2,4-T-Typs genannt. Hier sind in Verbindung mit Spätschäden nicht nur wesentliche Fragen des Wirkungsmechanismus und des Metabolismus ungeklärt, sondern es sind in den letzten Jahren ganz unerwartete umwelttoxikologische Bewertungsfragen in den Vordergrund getreten. Ein vieldiskutiertes Beispiel ist die weltweit beachtete Problematik der Dioxinbildung in Verbindung mit der Anwendung aromatischer Chlorkohlenwasserstoffderivate. Die Langzeitwirkung solcher Dioxine in der Biosphäre und ihre erwiesenen teratogenen sowie die wahrscheinlichen mutagenen und kanzerogenen Wirkungen haben zu einer grundsätzlichen Neubewertung zahlreicher aromatischer Chlorkohlenwasserstoffe geführt. Auch hier kann auf Einzelheiten nicht eingegangen werden bzw. muß auf die Darstellung dieser Fragen verwiesen werden, wie sie z. B. in den Sitzungsberichten der Klasse Umweltschutz und Umweltgestaltung gegeben worden sind [4].

Aus jüngster Zeit sei als ein besonders drastisches Beispiel für die Schwierigkeit der umwelttoxikologischen Bewertung und der damit verbundenen weitreichenden Konsequenzen für den Umweltschutz bei Umgang mit Halogenkohlenwasserstoffderivaten hier der schwere Zwischenfall in Michigan/USA angeführt. Hierzu schrieb die Naturwissenschaftliche Rundschau [5] vor wenigen Wochen:

„Einige Millionen Einwohner des US-Bundesstaat Michigan dürften die Opfer einer schleichenden Vergiftung sein, die sich in nächster Zeit noch ausbreiten wird. Das ist das bestürzende Ergebnis einer Untersuchung, die der amerikanische Biochemiker Irving Selikoff vor kurzem in London bekanntgab. Eine Verkettung unglücklicher Umstände war Ausgangspunkt für die Katastrophe. Es fing mit einer Verwechslung an. Die Firma Michigan Chemical Company stellte in den Jahren 1972 und 1973 Magnesiumoxid als Zusatz zu Viehfutter her. Das Präparat wurde in braune Behälter verpackt und so verkauft. Gleichzeitig produzierte das Werk auch ein Flammschutzmittel für Textilien, das unter dem Namen „Firemaster“ in den Handel kam und das chemisch aus sogenannten polybromiertem Biphenyl (PBB) bestand. Trotz der bekannten starken Giftwirkung war PBB auf dem Markt zugelassen, wobei allerdings bestimmte Vorsichtsmaßregeln beachtet werden mußten. Die Firma packte PBB stets in roten Behältern ab. Das Unheil nahm seinen Lauf, als eines Tages im Jahr 1973 diese roten Behälter ausgingen und man braune Verpackungen wählte. Daraufhin wurden versehentlich 2000 Pfund des giftigen PBB an die Futtermittelfabrik Michigan Form Bureau geschickt und dort statt Magnesiumoxid dem Viehfutter beigemischt.

Niemand bemerkte die Verwechslung. So kam es, daß erst die Folgen auf die Ursachen hinwiesen. Den Farmern fiel auf, daß die Kühe beträchtlich weniger Milch gaben. Im Frühjahr 1974 starben viele Tiere, Mißbildungen an den Hufen und Schwellungen an den Gelenken traten auf, und es wurden weniger Kälber als sonst geboren. Die Zahl der Infektionskrankheiten nahm zu. Wahrscheinlich wäre man noch viel später auf die Kausalzusammenhänge gestoßen, wenn nicht ein Farmer mit chemischen Fachkenntnissen Milchproben zur Analyse an die Purdue-Universität geschickt hätte. Gaschromatographisch ergab sich ein hoher Gehalt an PBB. Erst jetzt fand man zur Quelle der Kontamination zurück. Sofort ordneten die Behörden die Vernichtung aller tierischen Produkte an, die mit PBB in Berührung gekommen waren: Etwa 40 000 Rinder, 5 000 Schweine, 1 300 Schafe, 1,5 Millionen Hühner und 40 Millionen Eier wurden vom Handel ausgeschlossen. Doch alle Maßnahmen kamen zu spät. Unzählige Personen hatten bereits vergiftete Nahrung zu sich genommen. In einigen Fällen war Fleisch zum Preis von wenigen Cent pro Pfund verkauft und zu „Hamburgers“ und Kindernahrung verarbeitet worden ...

Wahrscheinlich haben fast alle der neun Millionen Bewohner von Michigan in der einen oder anderen Form PBB in ihren Organismus aufgenommen. 1000 Farmer und Personen, die unmittelbar damit konfrontiert wurden, haben zu etwa 3 Prozent nachweisbare Schäden davongetragen ... Die Schäden waren in Michigan zum Teil so gravierend, daß einzelne Personen ihren Beruf aufgeben mußten. ... Selikoff, der seine Untersuchungen vor der Royal Society in London bekanntgab, sieht in den Ereignissen von Michigan eine Katastrophe, die denen von Seveso in Italien und von Minimata in Japan gleichkommt.“

Als ein viertes Beispiel des Erfordernisses für neue Bewertungsmaßstäbe auf umwelttoxikologischem Gebiet sei das Problem der umwelttoxikologisch relevanten Metalle angeführt. Zahlreiche Metalle haben in Form von Metallstäuben und als Aerosole in Form ihrer Oxide oder als organisch gebundene Metallverbindungen eine besorgniserregende Bedeutung gewonnen. Auswahlweise seien nur genannt: das Blei (welches uns in Form der Kraftstoffzusätze für Fahrzeug- und Flugmotoren wachsende Sorgen bereitet), das Cadmium (welches in unterschiedlicher Bindungsform mit den Kraftwerksaschen — ebenso wie das Mangan — in sehr großen Mengen in die Atmosphäre gelangt), das Zinn (welches in Form zinnorganischer Verbindungen über die Kunststoffstabilisatoren bei der Verrottung und Verbrennung von Plastmaterialien in die Atmosphäre ebenso wie in den Boden und in die Gewässer gelangt) und schließlich noch das außerordentlich problematische Quecksilber (welches sowohl über die Abwässer aus speziellen Industrieprodukten als auch in Form quecksilberorganischer Saatbeizmittel Ursache für akute ebenso wie für chronische Vergiftungen ist und darüber hinaus zu schwerwiegenden Schäden für Nutz- und Wildtiere führt).

Zum gegenwärtigen Zeitpunkt ist eine eindeutige umwelttoxikologische Bewertung der Metalle und Metallverbindungen nur schwer möglich bzw. auf Einzelfälle begrenzt. Es mangelt sowohl an reproduzierbaren analytischen Daten als auch an einem ausreichenden „Durchblick“ für das Verstehen des Zusammenwirkens der einzelnen Metalle resp. Metallverbindungen untereinander und mit anderen umweltchemischen Faktoren in den jeweiligen industriellen und urbanen Ballungszentren. Beispielsweise wird in einer sulfidgeschwängerten Atmosphäre, wie sie im Raum Böhlen/Espenhain/Leipzig häufig anzutreffen ist, die Cadmium-, Blei- und Quecksilbersulfidbildung als ein entgiftender Faktor wirken, was für die Regionen im Norden der DDR weit weniger zutrifft usw. Ähnliches gilt für die Auswirkungen von metallhaltigen Gewässern, je nachdem man einzelne Flüsse, Binnenseen, Talsperren oder Küstengewässer betrachtet und je nachdem man die umwelttoxikologischen Konsequenzen solcher Gewässer primär auf den Menschen oder auf die Nutz- und die Wildtiere bezieht resp. An- und Abreicherungen in der gesamten Nahrungskette zu erfassen versucht.

Ganz summarisch seien hier als fünfte Problemgruppe abschließend die unterschiedlichen Gase und Dämpfe genannt. Durch die industrielle Produktion werden sie nicht mehr nur für den unmittelbaren Fabrikationsbereich, sondern mehr und mehr auch für die der Industrie benachbarten Wohn- und Freizeitbereiche zu einer ernsthaften umwelttoxikologischen Gefahr und sie müssen deshalb in Bewertungskriterien angemessen einbezogen werden, wobei auch mehr und mehr die akuten Beeinträchtigungen hinter die Bedeutung der zu erwartenden Spätschädigungen zurückgetreten. Die Palette solcher gas- und dampfförmigen Produkte ist außerordentlich breit. Stellvertretend seien hier nur genannt das Schwefeldioxyd-Gas, die nitrosen Gase sowie die Lösungsmitteldämpfe, wie z. B. Benzol und Benzolderivate, höhere Alkohole, Schwefelkohlenstoffe und andere und schließ- die Prozeßgase, wie etwa das Phosgen oder das Vinylchlorid, um hier nur einige wenige, aber besonders gefährliche und problemreiche Vertreter zu erwähnen.

In der wissenschaftlichen wie auch in der öffentlichen Diskussion wird bei der umwelttoxischen Bewertung der Gase und Dämpfe vordergründig die Gefährdung durch die chemische bzw. die stoffwandelnde Industrie einschließlich der Energiewirtschaft diskutiert. Dies ist im Hinblick auf die Ballungszentren der Großindustrie vollauf berechtigt. Es darf jedoch nicht unterschätzt werden, daß die Belastung der Atmosphäre durch Gase und Dämpfe in ganz erheblichem Umfange von den Emittenten des Verkehrswesens mit geprägt wird. Die Abgase der Kraftfahrzeuge sowie des Flugverkehrs bilden schon für sich allein ein erhebliches umwelttoxikologisches Risiko — vor allem hinsichtlich der Spätschäden — aber ihre Kombination mit den Gasen und Dämpfen aus industriellen und kommunalen Quellen erhöht das gesundheitliche Risiko für die Menschen in den Ballungszentren noch ganz erheblich. Allerdings ist diese Sachlage erst in einer vergleichsweise geringen Zahl von Fällen quantitativ belegbar. Es fehlt auch hier — wie für viele andere umwelttoxikologisch relevante Situationen — an ausreichender analytischer Erfassung der Schadstoffkonzentrationen und damit der Festlegung von eindeutigen Bewertungsmaßstäben sowie wissenschaftlich fundierten Grenzwerten.

5. Der „chemische Stress" als emotionale Komponente in der umwelttoxikologischen Bewertung

Die Mitglieder der Klasse Medizin geben mir die Ermutigung dafür, das Problem der umwelttoxikologischen Bewertung chemischer Erzeugnisse und ihrer Abprodukte auch einmal hinsichtlich der emotionalen Faktoren anzusprechen und dabei auf Fragen einzugehen, die noch nicht in all ihren Aspekten durchdacht sind und für die wir vorerst einmal den Begriff des „chemischen Stress" geprägt haben.

Auf den Organismus des Menschen wirkt eine Vielzahl mehr oder minder unspezifischer Reize stressauslösend ein. Hierbei werden die chemischen Reize derzeit noch ungenügend beachtet.

Ohne zu unmittelbaren akuten Vergiftungen mit lebensbedrohlichen Störungen der Vitalfunktion zu führen, gibt es in unserer chemisierten Umwelt eine Fülle unterschwelliger chemischer Reize, auf die der menschliche Organismus nicht bzw. nicht ausreichend adaptiert ist. Der Körper antwortet daher auf solche Reize mit Stress-Reaktionen. Dieserart ausgelöster „chemischer Stress" ist den betroffenen Personen in vielen Fällen gar nicht ursächlich bewußt, trotzdem kommt solchem Stress eine erhebliche umweltoxikologische Bedeutung im Rahmen von Bewertungsproblemen für Fremd- und Schadstoffe zu.

Am ehesten sind es die geruchsintensiven Chemikalien, die im Sinne einer Signalgebung auf die belastete Atmosphäre hinweisen. Nahezu in jedem Industriegebiet kommt es zu zeitlich und örtlich erheblichen Überschreitungen der Geruchsschwellen-Werte unterschiedlichster chemischer Produkte und Abprodukte, wie jeder selbst erleben kann, der in diesem Gebiet wohnt oder es durchfährt. Es kann als sicher angenommen werden, daß hierbei auch eine Überschreitung der Grenzwerte für geruchlose Schadstoffe in gleicher Weise stattfindet.

Aber allein schon die als Belästigung empfundenen Konzentrationen stark riechender Produkte und Abprodukte verursachen (ohne Berücksichtigung der eigentlichen Schädigung bestimmter Organfunktionen im Sinne subakuter oder chronischer Vergiftungen) bei den Menschen in solchen Gebieten — obwohl man dort einiges „gewöhnt" ist! — eine gereizte Stimmung, die sich entweder in lautstark geäußertem Ärger oder in gedrückter Stimmung, leichter Ermüdbarkeit und ungenügender Konzentration äußern kann. Vergleichbar der Überschreitung eines gewohnten Geräuschpegels reagiert der Organismus mit einem „Spannungszustand" auf diese als Geruchsstoffe in Erscheinung tretenden Fremdstoffe.

Bei vielen Chemiearbeitern in Leuna, Buna, Wolfen und auch anderswo kann man die Bereitschaft feststellen, lieber täglich zwei bis drei Stunden Bahn- und Busfahrt ins Werk in Kauf zu nehmen, nur um die Freizeit in einer weniger chemisch belasteten Umgebung (wie relativ dies auch sein mag) genießen zu können.

Aber auch im räumlich eng begrenzten Bereich des Arbeits- und des häuslichen Freizeitraumes können spezielle chemische Substanzen, insbesondere solche mit unangenehmen Geruchseffekten, ebenfalls einen Zustand erzeugen, der als chemischer Stress aufzufassen ist. Beispiele sind die von Nichtrauchern als widerwärtig empfundenen Gerüche nach verbrannten Tabakerzeugnissen (insbesondere sogenannter kalter Rauch), der Geruch in ungenügend gelüfteten Hinterhöfen, der Geruch von Garküchen, Fisch- und Fleischerläden, Bierkneipen usw., gegebenenfalls sogar der spezifische Geruch eines einzelnen Menschen (im übertragenen Sinne kommt dies in einer Redewendung zum Ausdruck: „Ich kann den oder die nicht riechen"). Es gibt Menschen, die schon deshalb in einer Klinik nicht restlos gesunden, weil sie die typische „Krankenhausluft" als eine Art Dauerstress empfinden. Erwachsene verfallen in ihre alten Schulängste, wenn sie nur den Geruch der alten „Penne" wieder wahrnehmen. Letztlich ist auch der Wunsch der Großstädter und Bewohner von Industriegebieten nach „reiner" Ferienluft eine Art „Flucht" vor dem chemischen Stress.

Im Hinblick auf die Bewertungsproblematik ist der Sachverhalt insgesamt vorerst noch schwer durchschaubar, weil der Organismus ein individuell differenziertes Adaptationsvermögen hat. Dies läßt sich beim Vergleich verschieden stark chemisch belasteter Berufsgruppen demonstrieren (z. B. Chemiearbeiter, Maler, Tapezierer, Lackierer, Gerber, Galvaniseure, Tankwarte u. a.). Die Erfahrung zeigt auch, daß die chemische Belastbarkeit in gewissen Grenzen trainierbar ist, aber nur substanzspezifisch bzw. guppenspezifisch erfolgt, d. h., ein Lackierer ist hinsichtlich der Geruchsbelastung zwar relativ unempfindlich gegen Lösungsmitteldämpfe (was einen berufsbedingten Leberschaden jedoch keinesfalls ausschließt!), aber er empfindet „berufsfremde" chemische Einwirkungen gleichermaßen intensiv unangenehm.

Interessant ist auch die tageszeitliche Abhängigkeit von chemischen Belastungen, wie man das in Industriegebieten beobachten kann. Die „dicke Luft" wird von den Arbeitern und den Anwohnern am Morgen wesentlich unangenehmer empfunden als am Nachmittag und Abend. Bislang ist nicht hinreichend bekannt, ob es in dieser Hinsicht chronobiologische Rhythmen gibt bzw. sind derartige biorhythmische Erscheinungen erst in den Anfängen erforscht. Seit längerem weiß man, daß die tageszeitlich unterschiedliche „chemische Reaktionslage" des Organismus z. B. in den unterschiedlichen Toxizitätswerten bei Tierversuchen einen eindrucksvollen Niederschlag findet; auch für den Menschen wurden in den letzten Jahren Belege für chronologisch gesteuerte Giftungs- und Entgiftungsprozesse (z. B. bei Pharmaka und bei Alkoholika) erbracht, jedoch stecken die Chronopharmakologie und Chronotoxikologie vorerst noch in den Anfängen.

Hinzu kommen zusätzlich die vorerst noch schwer einzuordnenden bioklimatologischen Faktoren (Gewitterfronten, Föhn, Luftkolloidgehalt etc.), die sämtlich die chemische Reaktionsbereitschaft des Organismus beeinflussen und damit in eine umwelttoxikologische Bewertung ebenfalls einzubeziehen sind, wenn es um chemischen Stress und um damit verknüpfte chronobiologische Phänomene geht.

(Wahrscheinlich hängt mit dem chemischen Stress auch das oftmals nur scheinbare Aussterben mancher Tierspezies zusammen, die in Wirklichkeit gar nicht ausgestorben sind und die auch nicht wegen mangelnden Futters oder verlorener Brutplätze bestimmte Regionen verlassen, die aber instinktiv den chemischen Belastungen ausweichen. Vielleicht entwickelt sich im Industriezeitalter für manche Tierspezies so etwas wie ein „chemischer Evolutionsdruck"?!)

Wie oben bereits erwähnt, stellen diese vorstehend dargestellten Gesichtspunkte noch nicht hinreichend quantifizierbare Parameter für eine umwelttoxikologische Bewertung in Zusammenhang mit der Erfassung und Bestimmung von Fremdsowie Schadstoffen dar. Es ist u. E. an der Zeit, auch den „emotionalen Faktoren" stärker als bisher Beachtung zu schenken und in Verbindung damit die Problematik des chemischen Stress in die Überlegungen zum Gesundheits-, Arbeits- und Umweltschutz entsprechend einzuordnen.

6. *Beiträge der chemischen Toxikologie zur umwelttoxikologischen Bewertung*

Im weiteren Verlauf der Darlegungen soll nun etwas näher darauf eingegangen werden, auf welchen Gebieten speziell die chemische Toxikologie theoretische und experimentelle Beiträge zur umwelttoxikologischen Bewertung chemischer Erzeugnisse und ihrer Abprodukte zu liefern imstande ist. Auch bei diesen Darlegungen gilt es zu berücksichtigen, daß wir hierzu schon vor der Klasse Umweltschutz und Umweltgestaltung sowie der Klasse Chemie unserer Akademie Ausführungen gemacht haben [6]. Die folgenden Darlegungen werden sich deshalb auf die Sachgebiete beschränken, die in unmittelbarem Bezug zu den medizinischen Problemen des Umweltschutzes stehen.

In enger Verbindung der chemischen Toxikologie mit den Problemdarstellungen in den benachbarten Biowissenschaften, insbesondere der Pharmakologie und der klinischen Biochemie, sind künftig verstärkt Untersuchungen durchzuführen, die zu einem besseren Verständnis von Struktur-Reaktivitäts- sowie Struktur-Wirkungsbeziehungen biologisch aktiver chemischer Verbindungen beitragen. Während in den zurückliegenden Jahrzehnten derartige Untersuchungen vorzugsweise für Pharmaka und für die Mittel zur biologischen Prozeßsteuerung durchgeführt worden sind, müssen in erheblichem Umfange künftig solche Untersuchungen an konventionellen wie auch an neuen chemischen Produkten der Großindustrie betrieben werden.

Wie weit das Spektrum der Probleme reicht, läßt sich am Beispiel des Benzols zeigen. Erst in den letzten Jahren ist seine kanzerogene Wirkung für den Menschen zweifelsfrei festgestellt worden. Schon seit Jahrzehnten ist bekannt, daß Benzol ein Blutgift ist. Es hemmt die Erythropoese, die Leukopoese und die Thrombopoese, so daß Anämie, Leukopenie und Thrombopenie nach Benzoleinwirkung auftreten können. Daneben (oder auch danach) werden Leukosen resp. Leukämien beobachtet, die heute als „Blutkrebs“ erkannt sind und die anscheinend in einem urschlichen Zusammenhang mit den bei benzolexponierten Personen festgestelltes Chromosomenaberrationen in Lymphozyten- und Knochenmarkszellen stehen. Problematisch ist, daß es bisher nicht gelungen ist, im Tierversuch durch Benzol Leukosen zu erzeugen, so daß auch keine als unbedenklich geltende Grenzdosis ermittelt werden kann. Man weiß heute, daß Benzol — im Unterschied zu Toluol und anderen Alkylbenzolen — durch eine Monooxygenase zu einem Epoxid metabolisiert wird (und dieses entweder unter weiterer Wirkung der Monooxygenase über Phenol in Hydrochinon bzw. Chinon übergehen kann oder mittels Glutathion-S-transferase in Phenylmercaptursäure bzw. mit Epoxidhydrase in Dihydrobrenzkatechin zu überführen ist).

Analog dem Benzol ist eine derartige Epoxidbildung aller Wahrscheinlichkeit nach auch die Ursache für die karzinogene Wirkung höher kondensierter Kohlenwasserstoffe, wie z. B. dem 3,4-Benzpyren.

Eine praktisch sehr bedeutsame Substanzgruppe hinsichtlich akuter Vergiftungen sowie ebenso auch bezüglich der Spätschadenproblematik stellen die aliphatischen Halogenkohlenwasserstoffe dar. Diese sich strukturell scheinbar so nahestehenden Verbindungen unterliegen sehr verschiedenartigen metabolischen Prozessen. Im Falle des Tetrachlorkohlenstoff und toxikolgisch verwandter halogenierter aliphatischer Kohlenwasserstoffe ist ein radikalischer Prozeß nachgewiesen. So wird aus dem Tetrachlorkohlenstoff unter Monooxygenasewirkung ein CCl_3-Radikal gebildet, welches aus einer ungesättigten Fettsäurekette ein H-Atom entreißt und dadurch ein freies Fettsäureradikal sowie ein Molekül Chloroform bildet. In der Fettsäurekette entsteht durch Resonanz eine Dien-Konjugation, die sich fortpflanzt und es zugleich durch Sauerstoff am radikalischen Kohlenstoff zur Hydroperoxid-Bildung kommt. Dadurch zerfällt die Kette zu Malondialdehyd und weiteren freien Radikalen. Damit aber wird ein normalerweise vorhandener Schutzmechanismus der Zelle außer Kraft gesetzt, der sonst mittels Glutathion und weiteren reduzierenden Komponenten in gewissen Grenzen das Auftreten von Peroxidbildung an Fettsäureketten verhindert. Diese Desintegration der Fettsäurekomponente in den Lipiden zieht Membranschädigungen und den Zusammenbruch des Elektrolytgefälles an den Zellgrenzen nach sich, was letztendlich irreversible Zellnekrosen zur Folge hat.

Nun gibt es aber auch den Fall, daß es zwar — wie für das Trichloräthylen erwiesen — durch Monooxygenasen zur Epoxid-Bildung kommt, aber unmittelbar danach eine Umlagerung zum Chloraldehydrat und dessen Disproportionierung zum Trichloräthanol und zur Trichloressigsäure stattfindet (wobei diese als polare Verbindungen bzw. nach Kopplung an Glucuronsäure oder Schwefelsäure schnell ausgeschieden werden). Ob dann die nach überstandener Vergiftung beobachteten Spätschäden in Form zentralnervöser Störungen und Herzmuskelschädigungen in der vorstehend skizzierten Metabolisierung ihre Ursachen haben, kann nicht mit letzter Sicherheit gesagt werden.

Besonderes Aufsehen hat in den letzten Jahren das Vinylchlorid auf Grund seiner karzinogenen Wirkungen erregt. Auch hier ist es nicht das Vinylchlorid selbst, sondern die Bildung des elektrophilen Epoxids, welches die Voraussetzungen zur Reaktion mit den Makromolekülen zur Zelle bildet. Dieses Epoxid wird zum Teil aber auch in Chlorazetaldehyd und dieser in Monochloressigsäure umgewandelt. Das Verhältnis der Bildungs- zur Inaktivierungsgeschwindigkeit des elektrophilen Epoxids bestimmt also auch hier die Wahrscheinlichkeit der Reaktion mit lebenswichtigen Zellstrukturen, gleichbedeutend mit der Schaffung von Voraussetzungen für das Auftreten von Spätschäden.

Insgesamt kommen bei derart reaktiven Verbindungen natürlich weitere Reaktionsmöglichkeiten in Betracht. Zudem wird oft nicht beachtet, daß noch *vor* dem Eindringen in den Organismus diese und andere ähnliche reaktive Verbindungen bereits chemischen Wandlungen unterworfen sind. Hierfür nur wenige Beispiele. So können chlorierte Kohlenwasserstoffe oxydativ zu Phosgen, Salzsäure und Kohlenmonoxid zerfallen. Sowohl für Phosgen als auch für das CO sind Spätschäden am Menschen beschrieben.

Trichloräthylen kann im alkoholischen Milieu Salzsäure abspalten und in das sehr giftige Dichloracethylen übergehen, welches schon in geringen Dosen zu Hirnnervendegeneration führt.

Für das Monochlormethan (das Methylchlorid) ist analog zum Methanol die Metabolisierung zur Ameisensäure der Grund für die starke neurotoxische Wirkung. Für das Dichlormethan ist die oxidative Umwandlung zum CO mit den entsprechenden Konsequenzen zu beachten.

1,1,1-Trichlorethan und zahlreiche andere halogenierte Kohlenwasserstoffe werder nicht wegen ihres Metabolismus oder sonstiger chemischer Wandlungen zu einem Problem; hier ist allein schon ihre Deponie im Fettgewebe ein schwer kalkulierbares Spätschadenrisiko.

Unter den technisch bedeutsamen aliphatischen Kohlenwasserstoffen stößt man immer häufiger auf solche, die zu mehr oder weniger uncharakteristischen Spätschäden mit psychiatrischen Zustandsbildern wie Delirien, Depressionen, Persönlichkeitszerfall, neurasthenische Erscheinungen u. ä. führen. Vor wenigen Jahren konnte für das im Benzin in erheblicher Menge vorkommende n-Hexan ein chemisch-toxikologischer Beleg für die Entstehung einer peripheren Polyneuropathie erbracht werden. Das n-Hexan wird im Organismus zum 2-Hexanol metabolisiert, welches durch Dehydrogenasen zum 2-Hexanon (dem Methylbutylketon) oxidiert wird, so daß Hexan und 2-Hexanon letztlich den gleichen Wirkungsmechanismus aufweisen. Solche degenerativen Nervenerkrankungen sind typische Vergiftungsspätfolgen, wie sie bislang vor allem bei Phosphorsäureestern des Triarylphosphat-Typs (z. B. ortho-Trikresylphosphat) beobachtet worden waren. Inzwischen weiß man, daß beim ortho-Trikresylphosphat enzymatisch eine Methylgruppe hydroliert wird und daran anschließend eine innere Umesterung unter Eliminierung eines ortho-Kresol-Restes erfolgt. Der entstehende sekundäre Phosphorsäureester ist dann anscheinend die eigentliche neurotoxische Substanz, die zur Ablösung der Myelinschicht und damit zur Schädigung des Axons führt.

Es ist aufschlußreich daß man bei den Erklärungsversuchen neurotoxischer Wirkungen auf die Alkylierungsproblematik stößt. Beispielsweise wird die Entstehung der Schizophrenie mit anomal verlaufenden Methylierungen durch entsprechende Methylgruppendonatoren in Verbindung gebracht. Dabei verdient die Tatsache Beachtung, daß zahlreiche Halluzinogene, wie z. B. Meskalin, Psilocyn, Dimethyltryptanin u. ä. methylierte Derivate zerebraler Neurohormone sind (z. B. Dopamin, Serotonin, Noradrenalin) und daß manche neurotoxisch wirkenden Verbindungen mit Spätschadencharakter zu psychopathologisch-neurologischen Erscheinungen führen, die — zumindest in Intervallen — von Halluzinationen begleitet sind. —

Es sind dies — alles in allem — nur wenige ausgewählte Beispiele dafür, wie aus der detaillierten Kenntnis des Reaktionsverhaltens resp. der Reaktivität einer chemischen Verbindung Rückschlüsse auf ihre biologische Aktivität im allgemeinen und ihr potentielles Spätschadenrisiko im besonderen gezogen werden können. Auch wenn es sich hier zunächst nur um modellhafte Vorstellungen handelt, so ist doch der Fortschritt gegenüber der rein phänomenologischen Toxikologie früherer Jahrzehnte unverkennbar!

Es ist für den Außenstehenden oft gar nicht erkennbar und selbst für den Fachvertreter immer wieder aufs neue erstaunlich, daß für eine Vielzahl technisch bedeutsamer chemischer Verbindungen nur eine höchst lückenhafte Kenntnis über ihre toxikologische Bewertung vorliegt und doch es damit im Zusammenhang ein außerordentlich großes Wissensdefizit über die chemischen Wandlungen gibt, denen solche Verbindungen in der Atmosphäre, im Wasser und im Boden bzw. insgesamt in der Biosphäre unterworfen sind. Mit diesen Wandlungen in der chemischen Struktur solcher Verbindungen sind auch teilweise extreme Änderungen in der biologischen Aktivität derartiger Metabolite verbunden. Es bedarf eines ganz außerordentlichen Aufwandes sowohl an chemisch-analytischer Kennzeichnung und Bestimmung dieser Verbindung als auch an der Ermittlung ihrer entsprechenden biologischen bzw. biochemischen Parameter. Dies reicht hin bis zur Differenzierung der klinischen Manifestationen sowie den damit verknüpften therapeutischen Konsequenzen.

Für die chemische Toxikologie gilt es vor allem, solche Prozesse zu verfolgen bzw. gezielt zu beeinflussen, die für den entgiftenden Abbau zu nutzen sind. Dieser entgiftende Abbau ist dabei auf höchst unterschiedliche Weise zu untersuchen, je nachdem ob es sich um Probleme der Entgiftung in industriellen bzw. technischen Dimensionen handelt oder um entgiftende Abbauvorgänge in Verbindung mit Transport- resp. Ausbreitungsvorgängen, z. B. in der Atmosphäre, in den Gewässern oder im Boden. Alle diese Untersuchungen sind dringend erforderlich, um die umwelttoxikologische Bewertung chemischer Erzeugnisse und ihrer Abprodukte auf ein festes naturwissenschaftliches Fundament zu stellen und damit zu international vergleichbaren bzw. jederzeit reproduzierbaren Parametern einer Bewertung zu gelangen.

Seitens der Fachvertretung der Medizin wird gelegentlich noch unterschätzt, welcher außerordentlich diffizile analytische Aufwand notwendig ist, um die notwendigen Aussagen treffen zu können. Die umwelttoxikologische Analytik stellt allein schon wegen der zu berücksichtigenden Vielstoffsysteme und der damit zwangsläufig ins Spiel kommenden Störfaktoren für die bislang bekannten analytischen Methoden und Verfahren ein ganz neues, erst am Anfang der wissenschaftlichen Erschließung stehendes Teilgebiet der analytischen Chemie dar.

Wir hatten vor zwei Jahren Gelegenheit, am Beispiel der toxikologischen Bewertung von phosphororganischen Abbauprodukten im Wasser des Rheins an einer internationalen Kooperation verschiedenster industrieller und wissenschaftlicher Forschungseinrichtungen teilzunehmen und in der Auswertung einer solchen Ringanalyse einen Eindruck von der Leistungsfähigkeit und den Schwierigkeiten der unterschiedlichsten wasser-toxikologischen Analysenmethode zu bekommen. Ohne hier auf Einzelheiten eingehen zu können, sei hier nur auf eine der im Zuge dieses internationalen Programmes gezogenen Schlußfolgerungen eingegangen. Es zeigte sich, daß die beste apparative Ausstattung und der größte personelle und zeitliche Aufwand für die einzelnen der eingesetzten Methoden zu keinen brauchbaren Resultaten führt, wenn nicht ein Wissenschaftlerteam zur Verfügung steht, welches in der Lage ist, diese äußerst komplexen Reaktionsprozesse zu verstehen und sie umwelttoxikologisch angemessen einzuordnen. Die bloße Beherrschung der analytischen Methode ist bei weitem nicht ausreichend, um aus den erhaltenen Resultaten auch die angemessenen Folgerungen ziehen zu können, die in praxisrelevante Bewertungskriterien eingehen könen. Nur im engsten Zusammenspiel zwischen umwelttoxikologisch geschulten Analytikern und theoretisch hinreichend fundierten Chemikern sowie den Fachkollegen aus dem Bereich der Hydrobiologie und der Gewässerhygiene wird es möglich, Bewertungsmaßstäbe zu erarbeiten, die dann in die entsprechenden Verordnungen und gesetzlichen Regelungen des Umweltschutzes Eingang finden, wie zum Beispiel im Landeskulturgesetz der DDR.

Bei der Erörterung von Nachweis- und Bestimmungsmethoden für Gifte und ihre Metabolite wird verständlicherweise immer wieder auf die Schaffung von biologischen resp. biochemischen Testmethoden sowie auf den Ausbau von Screening-Verfahren zur schnellen und billigen Vorerkundung des Wirkungsspektrums neuer chemischer Erzeugnisse gedrängt. So wichtig und wünschenswert derartige biologisch-biochemische Testmethoden sowie mikrobielle und andere Screening-Verfahren bei der Bewältigung der großen Anforderungen an die umwelttoxikologische Bewertung von Erzeugnissen und Abprodukten auch immer sind, so sehr ist aber zu unterstreichen, daß das Tierexperiment eine durch nichts zu ersetztende Untersuchungsmethode in der Toxikologie ist und bleiben wird. Bei allen Vorbehalten gegen den Tierversuch hinsichtlich der Übertragbarkeit der Resultate auf die Verhältnisse beim Menschen kann auf das Tier als „Modell" nicht verzichtet werden. Waren aber in früheren Jahrzehnten das Versuchstier und die ergänzenden Untersuchungen an isolierten Organen nahezu die einzigen methodischen Möglichkeiten für experimentelle Studien in der Toxikologie, so haben die vorstehenden Darlegungen doch wohl deutlich gemacht, wie heute mit dem methodischen Spektrum der Chemie und dem der Biochemie, ergänzt durch physikalisch-chemische Ausrüstungen, Licht in die molekularen Prozesse toxischer Wirkungen gebracht werden kann.

Die Bewertung einer toxischen Substanz, insbesondere unter dem Aspekt ihres Verhaltens in der Biosphäre, ist zu einem interdisziplinären Forschungsprogramm geworden, das Mediziner, Biologen, Chemiker und die Vertreter der technischen Wissenschaften gleichermaßen beschäftigt. Forderung der Gesellschaft nach einer umfassenden umwelttoxikologischen Bewertung chemischer Erzeugnisse und ihrer Abprodukte ist zur Herausforderung für die gesamte Naturwissenschaft, einschließlich der Medizin geworden. Dieser Herausforderung sich zu stellen heißt, den wissenschaftlich-technischen Fortschritt so zu fördern und zu lenken, daß der Ausgangs- und Zielpunkt dieses Fortschrittes stets erkennbar bleibt — und dies ist und bleibt der Mensch!

Literatur

[1] Probleme der Schadstoffbewertung. Sitzungsberichte der Akademie der Wissenschaften der DDR 11 N/1978, Akademie-Verlag, Berlin 1978. Vgl. auch Schadstoffe in der Atmosphäre aus onkologischer und toxikologischer Sicht. Sitzungsberichte der Akademie der Wissenschaften der DDR 2 N/1978, Akademie-Verlag, Berlin 1978.

[2] Entgiftung und Deponie von toxischen Produkten und Abprodukten. Sitzungsberichte der Akademie der Wissenschaften der DDR 18 N/1979, Akademie-Verlag, Berlin 1979.

[3] Karlheinz Lohs, Gerhard W. Fischer, Wolfgang Dedek: Chemisch-toxikologische Aspekte des Alkylierungsvermögens pestizider Phosphorsäureester. Sitzungsberichte der Akademie der Wissenschaften der DDR 11 N/1976, Akademie-Verlag, Berlin 1976.

[4] Karlheinz Lohs/Emanuel Heinisch: Chemisch-toxikologische und ökotoxikologische Probleme der Dioxine. Sitzungsberichte der Akademie der Wissenschaften der DDR 21 N/1977, Akademie-Verlag, Berlin 1977.

[5] New scientist, Band 76, Seite 750 (1977) zit. nach: Naturwiss. Rundschau, Band 31, Seite 292 (1978).

[6] Vgl. [2] sowie Karlheinz Lohs/Dieter Martinetz: Entgiftung — Mittel, Methoden und Probleme. Akademie-Verlag, Berlin 1978.

Helmut Haenel

Menschliche Ernährung

1. Sicherheit und Risiken

Menschliche Existenz und menschliche Ernährung sind untrennbar verbunden mit den Risiken für Gesundheit und Leben. Diese Risiken sind nach Art und Umfang zeitlich, regional, sozial, kulturell oder technisch bedingten Veränderungen unterworfen. Der Mensch hat immer in einer „ökotoxischen" Umwelt mit ihren speziellen Belastungen gelebt, und daran wird sich auch in der Zukunft nichts ändern. Während in der Vergangenheit Vergiftungen mit Mutterkorn, Trichinen oder Blei, Lebensmittelinfektionen und -intoxikationen, durch Unwissen oder Verfälschung giftige oder verunreinigte Lebensmittel im Vordergrund standen, wendet sich heute das Interesse den Produkten der modernen chemischen Industrie, die beabsichtigt oder unbeabsichtigt in Lebensmittel gelangen, und ihren toxischen (einschließlich cancerogenen, mutagenen, teratogenen, allergenen, neurotoxischen) Eigenschaften zu. Im nachfolgenden wird der Versuch gemacht, bekannte oder vermutete Risiken, die mit der heutigen Ernährung verbunden sind oder sein können, zusammenfassend darzustellen. Damit soll nicht zum Ausdruck gebracht werden, daß alle diese Substanzen oder Faktoren unter den gegebenen Bedingungen eine echte, aktuelle Gefährdung für die menschliche Gesundheit darstellen. Im allgemeinen ist — von einigen Ausnahmen abgesehen — ihre Konzentration oder die Häufigkeit des Kontaktes so gering oder die Entgiftungsfähigkeit oder Anpassungsfähigkeit so groß, daß nachweisbare Schäden die seltene Ausnahme sind. Zum anderen soll durch die Darstellung im wesentlichen aller Schadstoff- oder Schadfaktorengruppen in der menschlichen Ernährung einer in der letzten Zeit zu beobachtenden Dramatisierung und Beunruhigung der Öffentlichkeit mit dem Begriff „Industriegifte" in der Nahrung entgegengetreten werden. Ohne Zweifel verdienen die Produkte der modernen Industrie besondere Aufmerksamkeit, indessen sind bei ihrer sachgemäßen Anwendung, d. h. unter Berücksichtigung moderner toxikologischer Anforderungen, wesentliche gesundheitliche Schäden die Ausnahme gewesen. Bei der Fülle der bekannten und vermuteten Risiken in der menschlichen Ernährung und bei der Schwierigkeit oder Unmöglichkeit, ihre tatsächliche, nicht ihre potentielle Bedeutung in der Ernährung für die menschliche Gesundheit einzuschätzen, bei dem Unwissen über Coergismen verschiedener Noxen trägt diese Darstellung z. T. spekulativen Charakter.

2. *Definitionen*

Die folgenden Definitionen liegen dieser Betrachtung zugrunde:

Sicherheit der Ernährung bedeutet die Abwesenheit von Faktoren, die das individuelle genetische Potential für

Lebenserwartung und Gesundheit,

die volle Entwicklung und Nutzung des physischen, geistigen und sozialen Potentials,

die Reproduktionsfähigkeit

beeinträchtigen können. Sicherheit der Ernährung bedeutet ferner die Berücksichtigung von besonderen Situationen, Krankheiten oder Stoffwechseldefekten, die eine besondere Ernährung erfordern. Schließlich ist hier auch die Befriedigung von hedonistischen Ansprüchen und Erwartungen an die Ernährung anzufügen.

In diesem Zusammenhang seien 3 Kommentare eingefügt:

An sich bedeutet „natürlicher Tod" den Endpunkt des allmählichen Hinschwindens von Körperfunktionen, Sinnen und Gefühlen. Jedoch ist dieser Tod durch Altersschwäche die seltene Ausnahme, während chronisch-degenerative Erkrankungen, verbunden mit Schmerz und Leiden, als Todesursache vorherrschen. Es ist ferner postuliert worden, daß unser genetisches Potential eine durchschnittliche Lebenserwartung von 100—120 Jahren gestatten würde, während der Durchschnitt bei 70 Jahren liegt. Schließlich ist auch die um 5 Jahre unterschiedliche Lebenserwartung von Mann und Frau mit Risiken der Lebensweise in Zusammenhang gebracht worden. In allen Fällen stellt sich die — nicht zu beantwortende — Frage, ob auch und gegebenenfalls wie unsere traditionellen Ernährungsgewohnheiten mit diesen Phänomenen in Zusammenhang stehen. *Risiken in der Ernährung* bedingen solche Faktoren (Schadstoffe, infektiöse Agentien, Energie- und Nährstoffimbalanzen), welche die Sicherheit der Ernährung sprengen.

Eine besondere Schwierigkeit bietet die Definition *Schadstoff* (Giftstoff; „toxicant"). Herkömmlich versteht man darunter chemische Substanzen ohne Nährstoffcharakter, die zu toxischen Wirkungen führen können. Diese Definition ist aber unbefriedigend, weil praktisch alle Stoffe in niedrigen Konzentrationen unschädlich sind, aber mit zunehmender Menge oder Konzentration oder bei wiederholter Anwendung allmählich toxische Eigenschaften gewinnen können: Dosis sola facit venenum, nach Paracelsus. Zum anderen gibt es genügend Beispiele, daß ein Nährstoff konzentrationsabhängig zum Schadstoff werden kann.

3. *Spektrum der Risiken*

Leben ohne Risiko ist unmöglich, was immer wir tun oder nicht tun, essen oder trinken, es bedingt ein mehr oder weniger berechenbares Risiko. Einige Beispiele sind in Tab. 1 angeführt.

Die Bestandteile unserer Kost sind Nährstoffe und Nichtnährstoffe (Tab. 2).

Aber alle können schädliche Eigenschaften gewinnen oder an schädlichen Einflüssen beteiligt sein:
Nährstoffe und Ballaststoffe durch Mangel, Überschuß oder eine Kombination von beidem, die meisten der Nichtnährstoffe durch hohe Konzentrationen.

Tabelle 1
Statistische Sterblichkeitsrisiken verschiedener Faktoren der Lebensweisen nach Berechnungen aus den USA (Schätzungen von OSER, 1978)

	Risiko des Todes *je Millionen Personen je Jahr*
Rauchen — 20 Zigaretten je Tag	2000—5000
Alkohol[1] — 1 Flasche Wein pro Tag	75
1 Flasche Bier pro Tag	20
Aflatoxin[1] — 1/2 l Milch pro Tag	10
Gegrilltes Steak[1] — 1/2 Pfund je Woche	0,4
Reisen Fußgänger	40
Motorrad	20 000
Automobil	20—30
Flugzeug	9
Skilaufen	170
Haushaltsunfälle	20
Blitz	0,1—0,5
Anti-Baby-Pille	20

[1] nur Krebs-Risiko

Tabelle 2
Bestandteile der Kost (POKROVSKIJ, 1977)

Nährstoffe	*Nicht-Nährstoffe*
Kohlenhydrate	Unverdauliche Bestandteile (Ballaststoffe)
Fette	Aroma- und Geschmacksfaktoren
Proteine	Natürliche, in Lebensmitteln enthaltene Schadstoffe
Mineralstoffe	Lebensmittelzusatzstoffe
Vitamine	Aus der Umgebung stammende (mikrobielle und chemische) Kontaminantien
Wasser	Anti-Nährstoffe

Pharmakologisch aktive Bestandteile
Alkohol
Andere (z. B. Maillard Produkte)

Tabelle 3

Vorgeschlagene Empfehlungen zur Prophylaxe koronarer Herzerkrankungen durch Ausschaltung von Risikofaktoren der Ernährung
Expertenantworten auf eine Fragebogenaktion N = 178, in % (Norum, 1978)

Weniger Energie	91
Weniger gesättigtes Fett	83
Weniger Cholesterin	77
Weniger Gesamtfett	67
Mehr mehrfach ungesättigtes Fett	59
Weniger Zucker	48
Weniger Salz	47
Mehr Ballaststoffe	39
Mehr stärkehaltige Lebensmittel	27

Tabelle 4

Risiken der Ernährung — Vermutete Ursachen chronisch-degenerativer Erkrankungen, besonders des Herzkreislaufsystems

Übermaß an:	Energie
	Gesättigten Fettsäuren und Cholesterin
	Verdaulichen Kohlenhydraten (Lutz; 1967)
	Raffinerierten Kohlenhydraten (Cleave, Camppell; 1966)
	Saccharose (Yudkin; 1972)
	Protein (Wendt; 1973), tierischem Protein (Carroll; 1978)
	Blei (Stöfen; 1974)
	Vitamin D (Linden; 1974)
Mangel an:	Essentiellen Fettsäuren (Sinclair; 1956)
	Ballaststoffen (Burkitt; 1972)
	Chrom (Schröder et al.; 1970)
	Kalium und Magnesium (Bajusz; 1967)
Antigene	Kuhmilchprotein (Davies; 1976)
Effekte von:	Erhitztem Kuhmilchprotein (Annand; 1972)
Imbalanzen	Ca : Mg (Varo; 1974)
von:	Zn : Cu (Klevay; 1974)
	Spurenelementen (Masironi; 1974)

Ernährungsbedingte Fehlinduktion von Stoffwechselabläufen intrauterin und/oder im Säuglingsalter (Dörner; 1974)
Kontrazeptiva (Zimmermann, Siegenthaler; 1975)
Lipidperoxidation (Wilson; 1976)
Homogenisierte Milch (Zikakis; 1974)
Weiches Wasser (Walter et al.; 1978)
Oxidiertes Cholesterin (Kummerow; 1979)

Die hauptsächlichen Ernährungsrisiken liegen in Lebensmittelinfektionen oder -intoxikationen mikrobiellen Ursprungs, der Fehlernährung (Imbalanzen an Nährstoffen oder Energie), Kontaminationen aus der Umwelt, einschließlich Pestiziden und anderen agrochemischen Rückständen, natürlicherweise in Lebensmitteln vorkommenden Schadstoffen, Lebensmittelzusatzstoffen, der Nahrung absichtlich zugesetzten Bestandteilen unterschiedlicher Herstellung oder Herkunft.

Ein besonderes Problem bietet unter unseren Bedingungen die Überernährung, besonders an Energie, Fett, Zucker und Alkohol, verbunden mit Nährstoffimbalanzen, die zur Häufigkeit bestimmter chronisch-degenerativer Krankheiten in Zusammenhang zu setzen sind. Von besonderer Bedeutung sind Herzkreislaufleiden und Krebs. Ein Fragebogen von Norum (Tab. 3) spiegelt derzeitige Auffassungen bzgl. Risikofaktoren der Ernährung und koronaren Herzkrankheiten wider. Die bereits hier zum Ausdruck kommende Unsicherheit läßt sich weiter untersetzen mit zahlreichen Auffassungen und Hypothesen (Tab. 4) über mögliche Ursachen chronisch-degenerativer Krankheiten, besonders des Herzkreislaufsystems.

Tabelle 5
Ursachen menschlicher Krebserkrankungen (Schätzungen von Weisburger, 1978)

		Anteil in %
1.	Berufsbedingter Krebs	1
2.	Kryptogene Krebserkrankungen Lymphom, Leukämie, Sarcom	10–15
3.	Durch die Lebensweise ausgelöste Krebserkrankungen	
3.1.	In Beziehung zum Rauchen	21
3.2.	In Beziehung zur Ernährung	
3.2.1.	Nitrat — Nitrit, niedrige Vitamin-C-Versorgung, Mycotoxine	5
3.2.2.	Fettreiche, ballaststoffarme Kost oder gegrillte oder gebratene Lebensmittel	45
3.3.	Multifaktoriell	
3.3.1.	Tabak und Alkohol	5
3.3.2.	Tabak — Asbest und andere Kombinationen	1
4.	Durch Therapie hervorgerufene Krebserkrankungen Bestrahlung, Pharmaka	1

Zunehmend werden Ernährungsfaktoren als Ursache von Krebserkrankungen diskutiert (Tab. 5). Über 70% aller menschlichen Krebserkrankungen werden danach als abhängig von der Lebensweise eingeschätzt, davon 50% in Beziehung zur Ernährung. Mögliche Zusammenhänge werden in Tab. 6 diskutiert.

Inwieweit der weltweite Trend des schnellen und drastischen Übergangs von der Muttermilch auf künstliche Ernährung ein besonderes Risiko dargestellt, ist zur Zeit Gegenstand von Besorgnis, Spekulationen und Untersuchungen.

Tabelle 6
Mögliche Verbindungen zwischen Kost und Carcinogenese (Auszugsweise von MacLennan, 1978)

- **Direkt oder indirekt wirkende Carcinogene in Lebensmitteln und Getränken** (Aflatoxin, Benzpyren)
- **Förderung der Wirksamkeit von Carcinogenen** (Alkohol und Rauchen)
- **Metabolische Aktivierung oder Inaktivierung von Carcinogenen**
- **Endogene (metabolische oder mikroökologische) Bildung von Carcinogenen aus Nahrungssubstrat oder damit in Beziehung stehenden Sekreten** (Nitrosamine, Fett, Fleisch, Gallensäuren)
- **Andere, möglicherweise indirekte Effekte auf den Wirtsstoffwechsel** (Fettsucht, hoher Fettverzehr)
- **Schützende physikalische Effekte** (Ballaststoffe)
- **Hemmung von prämalignen Epithel-Läsionen** (Vitamin A) **oder der Nitrosaminbildung** (Vitamin C)

Das mit einem essentiellen Nährstoff verbundene Risiko kann mit seinem Mangel oder mit seinem Überschuß zusammenhängen (Abb. 1). Ein Beispiel liefert das Kochsalz. 30—40 g täglich können toxisch wirken, der physiologische Bedarf dürfte 1—2 g nicht übersteigen. Die tägliche Aufnahme liegt bei uns bei 10—15 g. Es ist bekannt, je größer der Salzverbrauch in einer Population, um so höher der Anteil der Erwachsenen mit Bluthochdruck. Auch Vitamine erreichen bei zunehmender Dosierung pharmakologische und schließlich toxische Wirkungen (Tab. 7).

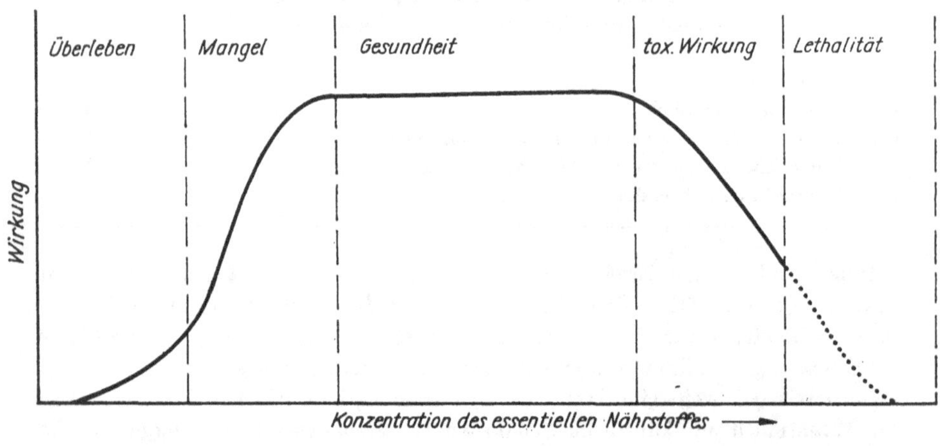

Abb. 1 Aktivitätsspektrum eines essentiellen Mineralstoffes (Luckey, Venugalpol 1977)

Tabelle 7
Wirkungen unterschiedlicher Dosierungen einiger essentieller Nährstoffe (Hodges, 1976)

Substanz	Physiologische Dosis	Pharmakologische Dosis	Toxische Dosis und toxische Wirkungen
Vitamin A	5 000 IU	50 000—100 000 IU (Akne, Darier-Krankheit)	100 000—500 000 IU Kopfschmerzen, Übelkeit, Erbrechen Pseudotumor cerebri
Vitamin B_6	2,0 mg	50 mg (toxische Symptome oraler Kontrazeptiva)	10 000 mg — Abnormale hepatische Enzyme
Niazin	20 mg	2 000—6 000 mg (Hypercholesterinämie)	1 000 mg Kohlenhydratintoleranz 2 000—6 000 mg Gastritis
β-Tocopherol	15 mg	300—1 200 mg (Kardiovaskuläre Störungen)	1 000 mg/kg (Versuchstiere) Ablagerung von Cholesterin in der Aorta Lebertoleranz von Äthanol
Vitamin D	400 IU	50 000—100 000 IU (Hypophosphatämische Rachitis)	1 000—3 000 IU -(Kinder)-Hyperkalzämie 150 000 IU -(Erwachsenen)-Nierenversagen
Vitamin C	45 mg	100—2 000 mg (Erkältungen)	2 000—4 000 mg — Reproduktives Versagen Störungen des Tests auf Glukosurie Umkehr der Wirkung von Antikoagulantien kann Nephrolithiasis induzieren Inaktivierung von Vitamin B_{12} Induktion eines Vitamin-C-abhängigen Syndroms

Tabelle 8
Vermutete ungünstige gesundheitliche Wirkungen bei übermäßigem Verzehr von Saccharose (Lepkowski, 1977)

Leere Kalorien
Fördert die Fettsucht
Bewirkt Zahnkaries
Verursacht und verstärkt
  hohe Blutzuckerwerte (niedrige Blut-Insulin-Werte)
Diabetes
  niedrige Blutzuckerwerte (hohe Blut-Insulin-Werte)
Beteiligt an hohen Triglyzeridgehalten im Blut
Beteiligt an hohen Cholesteringehalten im Blut
In Zusammenhang stehend mit Diabetes, erhöhtes Risiko für Krebserkrankung des Pankreas
Krebsrisiko
Verkürzung der Lebenserwartung von Versuchstieren
Verstärkung von Nierenerkrankungen bei Versuchstieren
Störung der Glukose-Toleranz bei Versuchstieren
In Zusammenhang mit allergischen Zuständen bei niedrigen Blutzuckergehalten
Zuckerstatus
Vermutete Förderung der Arteriosklerose
Beeinflußt Wachstum und Reifung

Tabelle 9
Vermutete ungünstige gesundheitliche Wirkungen bei übermäßigem Verzehr von Kuhmilch (Lee, Lorenz, 1979)

Verstärkung von Arteriosklerose und koronaren Herzkrankheiten durch Milchfett und Cholesterin
Erhöhter Gehalt an Kuhmilch-Antikörpern im Blut von Patienten mit koronarer Herzerkrankung
Allergie gegen Kuhmilchprotein, besonders beim Säugling
Laktoseintoleranz auf Grund von Laktasemangel
Entwicklung oder Förderung von Diabetes durch Kombination von Zucker und Milch
Entwicklung von Anämie durch übermäßige Milchkonsumtion
Hypothetischer Milchfaktor, der die multiple Sklerose begünstigt

---

Schließlich wird behauptet, daß auch der extrem hohe, übermäßige Konsum eines bestimmten Lebensmittels — am Beispiel von Zucker (Tab. 8) und Kuhmilch (Tab. 9) — zum Risiko werden kann.

3.1. Auf mit Lebensmitteln übertragene Krankheiten mikrobiellen oder parasitären Ursprungs soll nicht näher eingegangen werden.

3.2. Fehlernährung

Sie äußert sich als Unterernährung (Mangel an Energie, Eiweiß und anderen Nährstoffen), in deren Gefolge zahlreiche chronische Mangelzustände oder -erkrankungen auftreten können. Die Überwindung des Hungers, die Befriedigung des elementaren Bedürfnisses nach Sättigung, ist weniger ein Hauptproblem der Wissenschaft, sondern überwiegend der weltweiten sozialökonomischen Entwicklung und entsprechender Ernährungspolitik. Auf dieses umfassende Problem soll ebenfalls nicht näher eingegangen werden.

3.3. Schadstoffe aus der Umgebung, einschließlich Pestizide

Beispiele der hauptsächlich vorkommenden, aus der Umgebung stammenden Schadstoffe sind in Tab. 10 zusammengestellt. Diese Substanzen stellen unter ernährungshygienischen Gesichtspunkten besondere Probleme dar, die nur z. T. unter Kontrolle sind. Folgende Gesichtspunkte sind von Bedeutung:
— das mehr oder weniger ubiquitäre Vorkommen,
— die zunehmende Zahl von Verbindungen,

Tabelle 10
Hauptsächliche Bestandteile für Verunreinigungen von Lebensmitteln aus der Umgebung (Rosival, Engst und Szokolay, 1978)

Substanzgruppe	*Quelle*
Pestizide	Pflanzliche Lebensmittel
Antibiotika	Tierische Lebensmittel
Nitrat, Nitrit	Gemüse, Pökelfleischprodukte; endogene Bildung[1]
Nitrosamine	Pökelfleischprodukte, andere Lebensmittel wie Bier; endogene Bildung[1]
Mycotoxine	Verschimmelte oder kontaminierte Lebensmittel, Roquefort und andere Käse
Polycyclische Hydrocarbone	Gemüse, Pflanzenöle, Früchte, Brot, geräuchertes Fleisch, Wurst und Fisch
Schwermetalle (Kadmium, Quecksilber, Blei ...)	Verschiedene Lebensmittel
Monomere aus Plastmaterial	Plastverpackte Lebensmittel

[1] (Tannenbaum et al., 1978)

- in manchen Fällen die zunehmende Konzentration in der Biosphäre,
- die Verursachung von (endemischen) Vergiftungen durch unkontrollierte, unsachgemäße Ableitung von Abwässern, die giftige Chemikalien enthalten,
- der unterschiedliche Gehalt eines solchen Schadstoffes in dem gleichen Lebensmittel in Abhängigkeit von der unterschiedlichen Belastung,
- die in manchen Fällen sowohl exogene als auch endogene Bildung oder Herkunft einer Substanz,
- die individuell unterschiedliche Fähigkeit, derartige Schadstoffe im Stoffwechsel zu neutralisieren, zu entgiften oder auszuscheiden,
- unzureichende Kenntnis über das Stoffwechselverhalten, den Abbau oder Umbau im Stoffwechsel oder den Wirkungsmechanismus toxischer Eigenschaften,
- unzureichende Kenntnis über Kreuzreaktionen, Coergismen, mit anderen Xenobiotika, mit Pharmaka, Alkohol u. a., aber auch mit Nährstoffen,
- unzureichende Kenntnis über die unterschiedliche individuelle Reaktion in Abhängigkeit von Alter, Geschlecht, Ernährungszustand, Krankheit usw.

Das Risiko durch Mycotoxine in verschimmelten oder infizierten Lebensmitteln dürfte dabei besonders hervorzuheben sein; das tatsächlich bestehende Risiko von seiten der Nitrosamine für den Menschen (obwohl ihre starken karzinogenen Effekte bei Versuchstieren umfassend nachgewiesen wurden) ist unbekannt und bietet eine Reihe offener Fragen.

3.4. Lebensmittelzusatzstoffe

Anzahl und Mengen von Stoffen, die für die Produktion, Verarbeitung, Haltbarkeit und organoleptische Qualität der Lebensmittel eingesetzt werden, sind erheblich. In Tab. 11 wird für die USA eine Einschätzung des jährlichen Verbrauchs gegeben. Aber auf Grund intensiver Forschung und strenger Regulation dürfte das Risiko von dieser Seite her ganz unbedeutend sein.

Besondere umfangreiche Aufmerksamkeit finden die energiefreien Süßstoffe. Saccharin in sehr hohen Dosen kann in der Blase von Versuchstieren, vor allem bei Generationsversuchen, kanzerogene Effekte bewirken. Ein nachweisbares Risiko durch üblichen Saccharinverzehr ist zweifelhaft oder mindestens außerordentlich niedrig. Nach 100 Jahren in Gebrauch sind Gesundheitsschäden nicht eindeutig nachgewiesen worden. Ähnliche Erwägungen gelten auch für das Zyklamat, das beschuldigt wird, zytogenetische und embryotoxische Effekte zu bewirken; ein eindeutiges Risiko bei üblichem Gebrauch in der normalen Ernährungsweise scheint unwahrscheinlich zu sein.

3.5. In Lebensmitteln vorkommende natürliche Schadstoffe

Eine große Zahl von Nahrungspflanzen enthält biosynthetisierte Schadstoffe von unterschiedlichen qualitativen und quantitativen Wirkungen und Giftigkeit (Tab. 12). Einige von ihnen werden — meist empirisch — bei der Herstellung

Tabelle 11
Geschätzter Verbrauch von Hauptklassen von Lebensmittelzusatzstoffen in den USA (Desrosier, N. W., 1977 Desrosier, J. N., 1977)

Substanzgruppe	Menge (Millionen engl. Pfund)
Konservierungsmittel	40
Antioxidantien	20
Komplexbildner	1
Oberflächenaktive Stoffe	200
Stabilisatoren, Dickungsmittel	400
Säuernde Produkte	200
Treibmittel	150
Lebensmittelfarbstoffe	100
Nährstoffzusätze	34
Aromen, Geschmacksstoffe	300
Geschmacksverstärker	50
Den Grundgeschmack modifizierende Produkte	5
Funktionelle Proteinzusätze	350
Verschiedenes	100
Gesamtschätzung	1950

Tabelle 12
Natürliche toxische Bestandteile von pflanzlichen Lebensmitteln (Gontzea, Sutzescu, 1968; Liener, 1974)

Protease-Inhibitoren
Hämagglutinine
Goitrogene
Cyanogene
Cycaden
Saponine
Gossypol
Lathyrogene
Fabismus
Östrogene Faktoren
Stimulantien und Depressiva
Hypoglykämische Wirkstoffe
Hepatotoxine
Toxische Aminosäuren
Antivitamine
Antienzyme
Metallbindende Bestandteile
Flatushervorrufende Faktoren

oder Zubereitung der Lebensmittel entfernt oder inaktiviert. Für viele andere, die regelmäßig verzehrt werden, gilt das nicht (Tab. 13). Vermutlich sind viele potentiell giftigen Naturstoffe in Lebensmitteln noch gar nicht bekannt. Natürlich vorkommende Schadstoffe werden meist seit vielen Generationen verzehrt, und der Mensch hat eine lange Erfahrung mit ihnen. Aber einige stellen deutliche Risiken dar, besonders bei einseitiger Ernährung oder bei besonders hohen Konzentrationen.

Tabelle 13
Beispiele für einige üblicherweise verzehrte, natürlich in Pflanzen vorkommende Schadstoffe

Substanz	*Lebensmittel*
Thioglycoside	Kohl
Cyanogene	Bittere Mandeln
Saponine	Spinat, Spargel, Erdnüsse
Carototoxin	Mohrrübe (Hall; 1979)
Solanin	Kartoffel (Salunkhe, salunkhe; 1974)
Pressoramine	Banane (Maga; 1978)
Myristicin	Muskatnuß (Green; 1979)
Koffein	Kaffee, Tee, Schokolade
Erucasäure	Rapsöl (Johnson; 1977)
Fuselöle	Spirituosen (Gibel; 1970)
Mycotoxine	Roquefort und andere Käse (Scott, Kennedy; 1976 Gibel; 1971)

3.6. Allergene

Viele Lebensmittel sind als Verursacher von Lebensmittelallergien in Erscheinung getreten, die Schadwirkung für einen empfindlichen Verbraucher hängt ab von speziellen Bestandteilen, die für die Mehrheit der Konsumenten harmlos sind. Bei angeborenen Stoffwechselstörungen können wichtige Nährstoffe in normal vorkommenden Konzentrationen toxische Eigenschaften gewinnen wie das Phenylalanin bei der Phenylketonurie oder die Lactose beim intestinalen Lactase-Mangel. Aber das sind Fragen individueller Sicherheit und Risiken.

4. Offene Probleme, Schlußfolgerungen

Die Risiken in unserer täglichen Ernährung sind vielschichtig. Ernährung ohne individuelles und allgemeines Risiko ist nicht denkbar. Das individuelle Risiko sollte individuell bekannt oder bewußt sein und hängt von der individuellen Entscheidung oder der individuellen Verhaltensweise ab. Ein allgemeines oder volksgesundheitliches Risiko — sofern es ausreichend erkannt ist — benötigt die

Entscheidung oder die Aktivitäten der Gesellschaft, der für die Volksgesundheit Verantwortlichen, denn ein solches Risiko ist für den Verbraucher im allgemeinen nicht feststellbar oder erkennbar. Besondere Fürsorge brauchen Bevölkerungsgruppen mit erhöhter Empfindlichkeit einem Risiko gegenüber (Tab. 14).

Truswell u. a. haben versucht, die Bedeutung der verschiedenen potentiellen Quellen für Schäden aus der Ernährung zu wichten (Tab. 15). Solche Aufgaben können bei dem geringen Stand der Kenntnis nur sehr subjektive Schätzungen sein; vermutlich geben sie aber doch einen realistischen Anhalt für die Größenordnungen, mit denen man es zu tun hat. Danach wären die unwillkommenen Verunreiniger aus der modernen chemischen Industrie (und desgl. die natürlich vorkommenden Schadstoffe) bei weitem übertroffen durch Fehlernährung und mikrobielle Bedrohung.

Tabelle 14
Schadstoffe und besonders gefährdete oder empfindliche Bevölkerungsgruppen (Calabrese, 1978)

Entwicklungsprozesse	Unreife enzymentgiftende Systeme Unreife Immunsysteme Faktoren des Alterns Schwangerschaft Zirkadianer Rhythmus
Genetische Störungen	
Faktoren der Lebensweise	Rauchen Trinken Ernährungsweise Pharmakagebrauch
Krankheiten	besonders Herz und Lunge, Niere, Leber
Ernährungsmängel	
Besondere berufliche Krankheiten oder Belastungen	

Tabelle 15
Einschätzung der Bedeutung der verschiedenen Risiken aus der Nahrung (Truswell, Asp, James, MacMahon, 1978)

Hauptrisiken: > 99%	— Mikrobielle Kontamination — Ernährungsimbalanzen
Weitere Risiken:	Umweltkontamination (0,1%) Rückstände von Pestiziden, Lebensmittelzusatzstoffen (0,001%) Natürliche, in Lebensmitteln vorkommende Schadstoffe (?)

4.1. Falsche Ernährung

Sie wird verursacht, entweder durch Armut oder durch Überfluß entweder durch mangelnde Verfügbarkeit an Lebensmitteln oder durch übermäßigen Hedonismus. Ziele zur Verbesserung liegen bei Veränderungen im sozialen und ökonomischen Bereich, in der Veränderung des Verhaltens sowie in Veränderungen im Lebensmittelsortiment. Auf diesem Gebiet liegt die hauptsächliche Herausforderung für Handeln und Forschen.

4.2. Mikrobielle Infektion und Intoxikation

Ziele für die Verbesserung der Situation sind strenge Gesetzgebung und Kontrolle, hygienisch strenge und exakte Lebensmittelverarbeitung, -zubereitung und -aufbewahrung.

4.3. Natürliche oder industriell produzierte Schadstoffe in Lebensmitteln

Die Ziele bei der Kontrolle oder der Reduzierung ihres Gehaltes in der Nahrung sind derzeit die toxikologische Bewertung im Tierexperiment oder die Bewertung epidemiologischer Information; die Bestimmung des no-observed-adverse-effect-level (NEL), die höchste Dosierung im Tierversuch ohne toxische Effekte, und, daraus abgeleitet und errechnet, der sogen. ADI-Wert, „accepted daily intake", gewöhnlich 1% der NEL. Dieses Vorgehen ist aus vielen Gründen kritisiert worden:

— Die Anwendung von im Tierversuch erzielten Werten auf den Menschen ist zweifelhaft;
— viele normale Nährstoffe, Genußmittel und andere übliche Lebensmittelbestandteile würden dieser Toxizitätsprüfung nicht standhalten;
— Untersuchungsresultate können unterschiedlich bewertet werden, wie es in Abb. 2 angedeutet wird: Die ermittelten Dosis : Wirkung-Beziehungen lassen sich entweder als kurvige (a) oder als lineare (b) Beziehung deuten. Bei der linearen Beziehung, wichtig z. B. bei schwachen Karzinogenen, wird postuliert, daß auch geringste Mengen noch wirkungsvoll sein können und die entsprechende Verbindung nicht zugelassen werden darf. Das würde aber, generell und streng angewendet, unlösbare praktische Probleme nach sich ziehen und unser Ernährungssystem in Frage stellen. Es laufen Bestrebungen, eine Entscheidungsmethode zu entwickeln (Food Safety Council, 1978), die praktikabler und flexibel ist. Nach dieser Methode würde das Risiko jedes beliebigen Lebensmittelbestandteiles bewertet werden können unter dem Gesichtspunkt, daß unter zu erwartenden oder bestehenden Verzehrsgewohnheiten und -bedingungen ein gesellschaftlich vertretbares oder unvertretbares Risiko besteht.

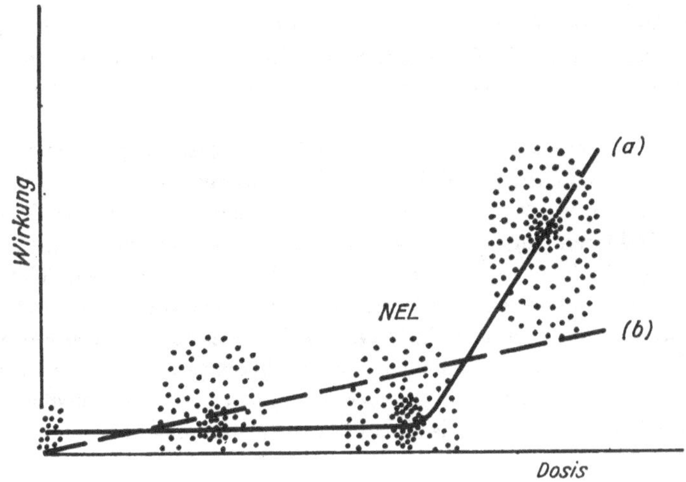

(a) Dosis — Wirkung — Beziehung nicht linear:

NEL definierbar; $\frac{\text{Nel}}{100} = \text{ADJ}$

(b) Dosis — Wirkung — Beziehung linear:

NEL (und ADJ) nicht definierbar

NEL: keine sichtbaren Schädigungen verursachender Gehalt

Abb. 2 Unterschiedliche Interpretation der Dosis: Wirkung — Resultate bei Versuchstieren (Hall, 1978)

Die toxische Belastung des modernen Menschen durch Industriechemikalien kann nicht als das überwiegende Ernährungs-Gesundheits-Problem gesehen werden. Diese Belastung ist nur ein Faktor, welcher — auf dem individuellen genetischen Hintergrund — mit einer Fülle anderer Faktoren in dynamischer Wechselwirkung steht. Diese beinhalten die gesellschaftlichen, kulturellen und ökonomischen Voraussetzungen, Gewohnheiten und Illusionen, Befürchtung, Erwartungen und Vorurteile. Sie beinhalten Klima und Wetter, Lärm, Ermüdung und Erholung, Gesundheit, funktionellen Zustand, Resistenz, Immunität und Abwehr- oder Wiederherstellungskapazität, Ernährungssituation, Wasseraufnahme und -ausscheidung, biologische Situation, Mikroökologie, Coergismen der Xenobiotika untereinander und mit anderen Substanzen, Einflüsse von Pharmaka und Genußmitteln und viele andere Faktoren. Das genetische Muster ist die Grundlage der homöostatischen Qualität, der individuellen Biochemie (die in den Bereich angeborener Stoffwechselstörungen hinüberleitet). In diesem biologischen System, in diesem Mosaik von Sicherheit und Risiko, spielt der einzelne potentielle Schadstoff nur eine sehr variable Rolle. Diese Unschärfe und Unsicherheit begrenzen die Sicherheit toxikologischer Aussagen und machen es unmöglich, mehr als eine grobe Empfehlung zu geben.

Diese Beschränkung bedeutet nicht Resignation. Es ist durch die Forschung sehr viel erreicht worden, und die Anwendung ihrer Ergebnisse garantiert einen hohen Grad der Sicherheit in unserer Ernährung, wahrscheinlich wesentlich höher als in der Geschichte des Menschen jemals zuvor.

Diese Aufzählung potentieller Risiken soll nicht dazu dienen, Unsicherheit zu schaffen und in jedem Lebensmittel, in jeder Ernährungsweise ein Risiko zu sehen, „Gifte in der Nahrung" zu befürchten, die ständig unsere Gesundheit bedrohen, einzelne Faktoren ungerechtfertigt zu dramatisieren, einzelne Lebensmittel zu verteufeln, überhaupt irgendeinem dieser Faktoren eine übermäßige Bedeutung zuzuerkennen, abgesehen vielleicht von der Erkenntnis, daß falsche Ernährung, unter unseren Bedingungen das Zuviel an Energie, besonders in Form von (tierischem) Fett, Zucker und Alkohol, die zum Übergewicht führt, mit der Entstehung und Schwere bestimmter chronischer Krankheiten in Zusammenhang steht, unser bisher unbewältigtes Hauptrisiko in der Ernährung darstellt.

Literatur

ANNAND, J. C.: Further evidence in the case against heated milk protein. Atherosclerosis **15**, 129 (1972).

BAJUSZ, E.: Herz-Kreislauf-Erkrankungen und Ernährung. Bayerischer Landwirschaftsverlag, München, Basel, Wien, 1976.

BURKITT, D. P., A. R. P. WALKER, N. S. PAINTER: Effect of dietary fibre on stools and transit times, and its role in the causation of disease. Lancet 2, 1408 (1972).

CALABRESE, E. J.: Pollutants and high-risk groups. J. Wiley and Sons, New York, Chichester, Brisbane, Toronto, 1978.

CARROLL, K. K.: Dietary protein in relation to plasma cholesterol levels and atherosclerosis. Nutr. Rev. **36**, 1 (1978).

CLEAVE, T. L., G. D. CAMPBELL: Diabetes, coronary thrombosis, and the saccharine disease. Verlag J. Wright & Sons Ltd., Bristol, 1966.

DAVIES, D. F.: Immunological aspects of atherosclerosis. Proc. Nutr. Soc. **35**, 293 (1976).

DESROSIER, N. W., J. N. DESROSIER: Nature of food hazards. In the Technology of Food Preservation, S. 26. AVI Publ. Co. inc. Westport, Conn., 1977.

DÖRNER, G.: Environment dependent brain differentiation and fundamental processes of life. Acta Biol. Med. Ger. **33**, 129 (1974).

Expert Panel on food safety and nutrition, IFT, The risk/benefit concept as applied to food. Food Technol. **32**, 51 (1978).[1]

Evaluation of certain food additives and contaminants. FAO/WHO Expert Committee on Food Additives. Techn. Rep. Ser. 631, WHO, Genf, 1978.[1]

Proposed system for food safety assessment. Food Safety Council. Food Cosmet. Toxicol. **16**, Suppl. 2 (1978).

GENIGEORGIS, C. A., H. RIEMANN: Food safety and food poisonning. In: Nutrition and the World Food Problem. S. 314. Ed. M. Rechcigl. S. Karger, München, Paris, London, New York, Sidney, Basel, 1979.[1]

[1] Im Text nicht zitierte, weiterführende Literatur

GIBEL, W., K. H. LOHS, K. SCHREMMER, G. P. WILDNER: Experimentelle Untersuchungen über toxische Wirkungen von Alkoholbeistoffen. Dtsche. Gesundheitswes. **25**, 573 (1970).

GIBEL, W., K. WEGNER, G. P. WILDNER: Experimentelle Untersuchungen zur Frage einer cancerogenen Wirkung von Penicillium camemberti var. candidum. Arch. Geschwulstforsch. 38, 1 (1971).

GONTZEA, I., P. SUTZESCU: Natural antinutrive substances in foodstuffs and forages. Karger Basel, New York, 1968.

GREEN, R. C.: Nutmeg poisoning. J. Am. Med. Ass. **166**, 1342 (1959).

HALL, R. L.: Naturally occurring toxicants and food additives: Our Perception and Management of Risks. Naeringsforskning **22**, Suppl. 16, 6 (1978).

HATHHOCK, J. N.: Nutrition: Toxicology and Pharmacology. Nutr. Rev. **34**, 65 (1976).

HODGES, R. E.: Ascorbic acid. In: Present Knowledge in Nutrition. Ed. D. M. Hegsted, S. 119. Nutrition Foundation, Washington, 1976.

JOHNSON, S. P.: Erucic acid in rapeseed oil. Food Cosmet. Toxicol. **15**, 348 (1977).

KLEVAY, L. M.: An association between the amount of fat and the ratio of zinc to copper in 71 foods: Inferences about the epidemiology of CHD. Nutr. Rep. Int. **9**, 393 (1974).

KUMMEROW, F. A.: Nutrition imbalance and angiotoxin as dietary risk factors in coronary heart disease. Am. J. Clin. Nutr. **32**, 58 (1979).

LEE, V. A., K. LORENZ: The nutritional and physiological impact of milk in human nutrition. CRC Crit. Rev. Food Sci. Nutr. **11**, 41 (1979).

LEONHARD, B. J.: (Ed.): Toxicological aspects of food safety. Arch. Toxicol., Suppl. 1, 1978.[1]

LEPKOWSKI, W. C.: Saccharin ban goes beyond issue of cancer. Chem. Eng. News **55**, 15, 17 (1977).

LIENER, I. E. (Ed.): Toxic constituents of plant foodstuffs. Academic Press, N. Y., 1974.

LINDEN, V.: Vitamin D and myocardial infarction. Br. Med. J. 5932 (1974).

LUCKEY, T. D,. B. VENUGOPAL: Metal toxicity in mammals. Plenum Press, 1977.

LUTZ, W.: Leben ohne Brot. Selecta Verlag, München, 1967.

MACLENNEN, R.: Diet and human carcinogenosis with special reference to colon cancer. Naeringsforskning22, Suppl. 16, 29 (1978).

MAGA, J. A.: Amines in Foods. CRC Crit. Rev. Food Sci. Nutr. **10**, 373 (1978).

MASIRONI, H.: Trace elements in relation to cardiovascular diseases. WHO Publ. 5, Genf, 1974.

MEBS, D.: Algen-toxine. Naturwiss. Rundsch. **31**, 508 (1978).

NORUM, K. R.: Some present concepts concerning diet and prevention of coronary heart disease. Nutr. Metab. 22, 1 (1978).

OLSON, R. E., A. A. DOISY: Clinical nutrition, an interface between human ecology and international medicine. Nutr. Rev. **36**, 161 (1978).[1]

OSER, B. L.: Benefit/risk: Whose? What? How much? Food Technol. **32**, 55 (1978).

POKROVSKIJ, A. A.: Zur Wirkung biologisch aktiven Stoffe der Nahrung. Nahrung **21**, 845 (1977).

ROSIVAL, L., R. ENGST, A. SZOKOLAY: Fremd- und Zusatzstoffe in Lebensmitteln. VEB Fachbuchverlag Leipzig, 1978.

SALUNKHE, K., D. K. SALUNKHE: Chlorophyll and solanine in potato tubers: Formation and control. Proc. IV. Int. Congr. Food Sci. Technol. **3**, 284 (1974).

SCHROEDER, H., A. P. NASON, I. H. TIPTON: Chromium deficiency as a factor in atherosclerosis. J. Chronic. Dis. **23**, 123 (1970).

SCOTT, P. M., B. P. KENNEDY: Analysis of blue cheese for roquefortine and other alkaloids from penicillium roquefort. J. Agri. Food Chem. **24**, 865 (1976).

SINCLAIR, H. M.: Deficiency of essential fatty acids and atherosclerosis, et cetera. Lancet i, 381 (1956).

STÖFEN, D.: Blei als Umweltgift. Verlag Schroeder, Eschwege, 1974.

TANNENBAUM, S. R., D. FETT, V. R. YOUNG: Nitrite and nitrate are formed in the human intestine. Science 200, 1487 (1978).

TRUHAUT, R., R. FERRANDO (Ed.): Toxicology and nutrition. S. Karger, Basel, München, Paris, London, New York, Sidney, 1978.[1]

TRUSWELL, A. S., N. G. ASP, W. P. T. JAMES, B. MACMAHON: Conclussions: Food and Cancer. Naeringsforskning 22, Supp. 16, 112 (1978).

VARO,P.: Mineral element balance and coronary heart disease. Int. J. Vitam. Nutr. Res. **44**, 267(1974).

WALTER, R., H.-J. DOBBERKAU, J. CUMBROWSKI, J. DURKOP, H. FISCHER, C. MÜHLHAUSEN, H. THEODOR: Der Mineralgehalt des Trinkwassers, ein möglicher Risikofaktor bei kardiovasculären Erkrankungen des Menschen. DDR-Med. Rep. **7**, 9 (1978).

WEBB, M.: Chemicals in Food and Environment. Br. Med. Bull. **31**, 181 (1975).

WEISSBURGER, J. H.: Chemical carcinogenesis. Naeringsforskning **22**, Suppl. 16, 70 (1978).

WENDT, L.: Krankheiten verminderter Kapillarpermeabilität. Verlag E. E. Koch, Frankfurt/Main, 1973.

WILSON, R. B.: Lipid Peroxidation and Atherosclerosis. CRC Crit. Rev. Food Sci. Nutr. **7**, 325 (1976).

YUDKIN, J.: Pure white and deadly: The problem of sugar. Davis-Poynter Ltd., London, 1972.

ZIKAKIS, J. P.: Homogenized milk and arteriosclerosis. Science **183**, 472 (1974).

ZIMMERMANN, K. G., W. SIEGENTHALER: Herzinfarkt und Ovulationshemmer. Dtsche Med. Wochenschr. 100, 1441 (1975).

Rudolf Engst

Schadstoffe in der menschlichen Ernährung (Umwelt) und ihre toxikologische Bewertung

Umwelt und Umweltschutz

Der Begriff Umwelt hat in den letzten 25 Jahren eine Erweiterung erfahren. Ursprünglich verstand man hierunter die Lebensumwelt des Menschen, die geeignet war, auf biologische und damit auch genetische Faktoren Einfluß zu nehmen. Man sah in diesem Zusammenhang den Umweltschutz, dessen bevorzugte Aufgabe es war, die menschliche Gesundheit vor negativen Umwelteinflüssen zu bewahren. Heute verknüpft sich mit dem Begriff Umwelt die Umweltgestaltung, die die natürliche Biozönose, die Ressourcenpflege, die gesellschaftlichen und die ökonomischen Verhältnisse einschließt.

Eine harmonische Umweltgestaltung, eine auch für die Zukunft funktionierende Natur, das gesellschaftliche Leben und Zusammenleben, die ökonomischen Basen — sie alle zusammen bestimmen die Lebensqualität. Diese in jeder Beziehung angemessene Lebensqualität ist auch den kommenden Generationen zu erhalten. Sie wird durch Schadstoffe in der Umwelt beeinträchtigt. Sie werden von Menschen und Tieren bevorzugt über die Lebens- bzw. Futtermittel, das Wasser und die Atemluft aufgenommen. Das Vorkommen von Schadstoffen in diesen drei Medien bestimmt die toxikologische Gesamtsituation, der der Durchschnittsbürger — ich abstrahiere hier spezielle berufliche Expositionen und auch den Arzneimittel-abusus — ausgesetzt ist, ausgesetzt, ohne sich dagegen wehren zu können. Dies sei am Beispiel der Metallstäube, speziell des Bleis, dargelegt. Blei wird nach Schätzungen der WHO zu 75% mit der Nahrung einschl. dem Wasser und zu 25% über die Atemluft aufgenommen [1]. In städtischen Ballungsgebieten kann die Aufnahme über die Atmung bei mehr als 50% liegen [2]. Das Metall gelangt auch durch ungeeignete Technologien, z. B. über Bearbeitungsgegenstände, Verpackungsbehältnisse oder Transporteinrichtungen in Nahrungsgüter. Ursache von Bleivergiftungen waren wiederholt Trinkwasserleitungen. Die Bleikontamination von Lebensmitteln erfolgt jedoch hauptsächlich über Luftverschmutzungen. Eine wesentliche Ursache hierfür ist die Braunkohle. Sie bringt bei der Verbrennung neben Blei auch Schwefeldioxid, Cadmium, Quecksilber und cancerogene Polyaromaten in die Umwelt, die gleichermaßen bedenklich sind. Erhebliche Mengen an Blei entstammen Verbrennungsmotoren. Ein Kraftfahrzeug, das mit bleihaltigem Vergaserkraftstoff betrieben wird, stößt — übrigens neben unverbranntem Benzin und cancerogenen Kohlenwasserstoffen — pro

100 km 2 bis 3 g Blei aus [3]. Es ist daher nicht verwunderlich, daß man im Gras von Mittelstreifen der Autobahn bis zum Zwölffachen dessen gefunden hat, was z. B. nach internationalen Normen für Futtermittel als zulässig gilt. Getreide war in einem Abstand bis 100 m von der Autobahn noch deutlich mit erhöhten Bleimengen kontaminiert [4]. Blei ist nach den heutigen Erkenntnissen nicht physiologischer Bestandteil des menschlichen Organismus. Man rechnet aber derzeit bereits mit durchschnittlichen Konzentrationen im Blut von 20—30 μg% [5]. Die Bleiwirkung beruht vorwiegend auf der Störung von Enzymsystemen durch Einlagerung in Zellfermente. Die ermittelten Mengen werden für die Normalbevölkerung noch als erträglich eingeschätzt. Einige Tatsachen stimmen jedoch bereits heute bedenklich. Hierzu gehört die Gefährdung der Kinder, vor allem auch der Kinder im Mutterleib, weil Blei die Placentaschranke überwindet. Erwähnt seien in diesem Zusammenhang neue amerikanische Untersuchungen, nach denen Kinder mit höherer Bleiakkumulation im Dentin der Zahnmasse von signifikant geringerem Intelligenz- bzw. Konzentrationsgrad waren als solche mit geringerer Bleiakkumulation [6].

Blei ist nicht das einzige Metall, das in toxikologisch nicht unbedenklichen Konzentrationen als Staub und als Nahrungsmittelbestandteil aufgenommen wird. Erwähnen möchte ich z. B. Cadmium, Quecksilber, Arsen, Selen, Zink und Beryllium. Die Aufnahme von Spuren derartiger Metalle und anderer Elemente ist ein Problem und Thema für sich. Es gibt sehr ernst zu nehmende Erkenntnisse, nach denen z. B. cardiovaskuläre und Krebs-Erkrankungen mit Mangel, Überschuß oder Imbalancen von Spurenelementen in Zusammenhang stehen [7, 8].

Tabelle 1
Emissionen in der Luft (BRD 1970 und Schätzwert für 1980)

Schadstoffe (in 1000 t/Jahr)	Schwefeldioxid SO_2	Kohlenmonoxid CO	Stickoxide NO_x	Kohlenwasserstoffe C_nH_m	Stäube
Verursacher (1970)					
Kraftwerke, Haushalts- u. andere Feuerungsanlagen	3600	–	900	100	3200
Sonstige Produktionsanlagen	300	–	200	900	800
Verkehr	100	8000	900	1000	–
Gesamtemission 1969/70	4000	8000	2000	2000	4000
Gesamtemission 1980	4500	8000	4000	3500	2000

Umwelttoxikologisch erscheint dabei bedeutsam, daß Vergiftungen über die Atemwege oft noch gefährlicher sind als perorale Vergiftungen, weil rasche Resorption erfolgt und den aufgenommenen Teilchen kein Leberfilter vorgeschaltet wird. Als Emittenten, also Quellen der Luftverunreinigung, sind vor allem Heizungen in Wohnhäusern, Abgase von Industrieanlagen und der Straßenverkehr zu nennen. Welche enorme Mengen an Emissionen auf diese Weise in die Luft gelangen, zeigen Berechnungen, die in der BRD angestellt worden sind [9]. Nach heutigen Erkenntnissen erscheinen die vor knapp 10 Jahren aufgestellten Schätzwerte für 1980 noch generell zu niedrig veranschlagt.

Örtliche Konzentrationen von Abgasen, die unter dem Einfluß ungünstiger klimatischer und auch geophysischer Bedingungen entstehen können, werden als Smogs bezeichnet. Smoggeschehen haben zu zahlreichen, belegten Luftkatastrophen geführt, von denen ich drei besonders markante erwähnen möchte, die die direkte Abhängigkeit der Sterbefälle von der Luftverunreinigung belegen [9] (s. Tab. 2).

Tabelle 2
Luft-(Smog-)Katastrophen

Ort	Jahr	Erkrankte	Sterblichkeit	Hauptursachen
Dinant	1930	mehrere Tausend	63 Tote	SO_2, Fluor
Donoratal, Pennsylvania, USA	1948	5910	20 Tote	SO_2-, Cd- und As-haltiger Staub
London	1952	?	4000 Tote	SO_2-Rauch

Das Vorkommen von vielen fremden Stoffen mit unphysiologischen oder gar toxischen Eigenschaften in Lebensmitteln und Wasser, das den Lebensmitteln rechtlich gleichgestellt ist, ist als eine der Ursachen für die Gefährdung der menschlichen Gesundheit erkannt worden [10]. Im allgemeinen bedeutet — besonders bei sehr geringen Dosen — die einmalige Zufuhr eines einzelnen der vielen möglichen Stoffe noch keine Gefährdung. Man muß aber mit dem gleichzeitigen Einwirken sehr vieler Stoffe in unterschwelligen Dosen über eine ganze Lebensspanne hinweg rechnen.

Was für Stoffe sind es, die im engeren Sinne in der selbstgewählten oder der aufgezwungenen Lebenssphäre unsere Ernährung belasten?

Erstens sind es *Rückstände* von Behandlungsverfahren, denen Lebensmittel oder Lebensmittelrohstoffe unterworfen werden. Es handelt sich vor allem um Rückstände von Agrochemikalien, Rückstände von Tierbehandlungsmitteln und Rückstände von hygienischen und sonstigen Maßnahmen. Sie können zu Restmengen des Agens auf oder im Lebensmittel führen und auch die Bildung von

Tabelle 3 Unbeabsichtigt in Lebensmitteln enthaltene Fremdstoffe (Kontaminanten)

Rückstände	Verunreinigungen	Sekundärprodukte	Absichtlich zugesetzte Fremdstoffe (Additive)
Agrochemikalien	*Aus der Umwelt*	*Mikrobiologischer Prozesse*	*Zusatzstoffe*
Bakterizide	Spuren toxischer Elemente	Bakterientoxine	Farbstoffe
Fungizide	chem. Zwischenprodukte	Pilztoxine	andere Schönungsmittel
Insektizide	Verunreinigungen von Zusatzstoffen	Enzyme	antimikrobielle Stoffe (Konservantien)
Herbizide	kanzerogene Kohlenwasserstoffe	biogene Amine	Antioxidantien
andere Pestizide	andere Chemikalien	Nitrite	chem. Triebmittel
Begasungsmittel	Schmutzstoffe	*Chemische Prozesse*	Frischhaltemittel
Antikeimmittel	radioaktive Verseuchung	Interaktionsprodukte (vorhandener Stoffe)	Konsistenzverbessernde und -erhaltende Mittel
Reifungsmittel	*Durch Mikroben*	Metaboliten	künstl. Süßstoffe
Wachstumsregulatoren	Bakterien	Fettoxidationsprodd.	künstl. Genußsäuren
Nitrifikationshemmer	Pilze	biogene Amine	künstl. Geschmacksstoffe und -verstärker
Mineralstoffe	*Aus Bedarfsgegenständen*	Nitrite	Ballaststoffe
Tierbehandlungsmittel	Weichmacher	Nitrosamine	Enzyme
Östrogene	Niedermolekulare der Plaste und Elaste	*Thermischer Prozesse*	Trennmittel
Thyreostatika	Stabilisatoren	Maillardprodukte	*Techn. Hilfsstoffe*
Antibiotika	Antistatika	kanz. Polyaromaten	Lösungsmittel
Psychopharmaka	Aufheller	*von Strahlenbehandlung*	Gleitmittel
andere Tierbehandlungsmittel	UV-Absorber		Fällungsmittel
Sanitäre Mittel	Pigmentfarben		Trennmittel
Reinigungsmittel	tox. Elemente		Pufferungsmittel
Desinfektionsmittel	Füllmittel		Neutralisationsmittel
	andere Chemikalien		Hydrolysesäuren
			Laugen
			Enzyme
			Katalysatoren
			Mikrobenwuchsstoffe

unerwünschten oder gar fremdartigen Sekundärprodukten in Lebensmitteln veranlassen. Die Bedeutung agrochemischer Maßnahmen, insbesondere der Pestizide, wird im nachfolgenden Referat gesondert behandelt. An dieser Stelle sei lediglich auf das DDT hingewiesen, das vor mehr als 30 Jahren in die Umwelt eingeführt wurde, heute ubiquitär ist und sich als Rückstand nach wie vor und auch in Ländern findet, die — wie die DDR — den weiteren Gebrauch stark eingeschränkt oder sogar völlig verboten haben. DDT und seine Metaboliten finden sich, obwohl dort nie ausgebracht, heute sogar im Eis, im Moos und in den Pinguinen der Antarktis [12]. Es wird nach wie vor in der Nahrungskette angereichert und kommt somit auch noch im Fettgewebe und Organen des Menschen vor [13].

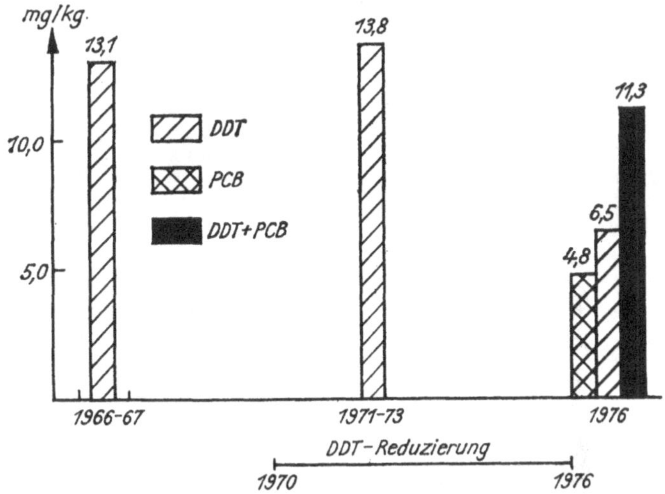

Abb. 1 Gesamt-DDT und PCBs in menschlichem Körperfett

Heute finden sich trotz des Programms zur DDT-Ablösung durchschnittlich noch 6—7 mg/kg im Fettgewebe des DDR-Bürgers, 1967—1969 wurden bei intensivem DDT-Einsatz 13—14 mg registriert. Dafür waren damals die noch persistenteren und mindestens genauso toxischen polychlorierten Biphenyle lediglich in Spuren feststellbar. Heute kommen die in Farben, als Schmier-, Isolier- und Imprägniermittel sowie für Kühlsysteme vielgebrauchten Stoffe gleich dem DDT in der Nahrung und damit auch im menschlichen Fettgewebe in Mengen vor, die die des DDT teilweise übersteigen (s. Abb. 2).

Tierbehandlungsmittel — als Futterzusätze, Masthilfsmittel, aber auch für therapeutische Zwecke verwendet — sind mit der Einführung von Methoden der industriellen Mast besonders aktuell geworden. Dies beweisen die Antibiotika, die nicht nur zur Therapie, sondern auch für Fütterungszwecke zugelassen sind, in vielen Ländern, nicht aber in der DDR, sogar zur Lebensmittelkonservierung.

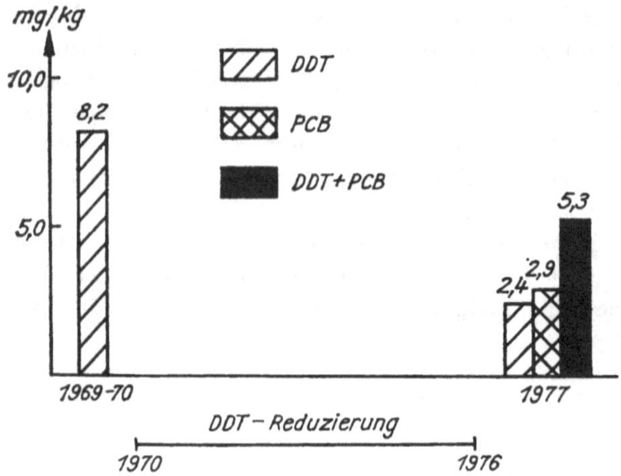

Abb. 2 Gesamt-DDT und PCBs in menschlichem Milchfett

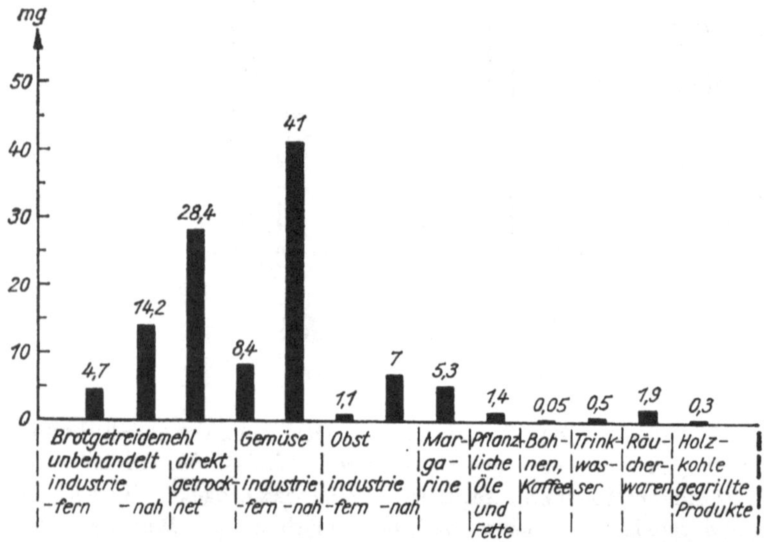

Abb. 3 Geschätzte Menge des mit Nahrungsmitteln aufgenommenen 3,4-Benzpyrens pro Kopf im Laufe von 70 Jahren (24–85 mg 3,4-Benzpyren)

Die heute gesehene Gefahr beruht in der Ausbildung resistenter, übertragbarer Keime vom Schlachttier, in der Aufnahme von Rückständen an Antibioticis durch den Menschen und als Folge dessen im Resistentwerden pathogener und der Schädigung physiologischer Darmbakterien. Allergisierende Effekte beim Menschen sind beschrieben worden. Sehr ernst zu nehmen ist daher die WHO-Empfehlung, nach der Antibiotika und andere Wirkstoffe, die in der Humantherapie verwendet werden, als Masthilfsmittel oder für andere Produktionsmaßnahmen auszuschließen sind [14].

Zweitens sind es die schon erwähnten *Verunreinigungen,* im internationalen Sprachgebrauch „Kontaminanten". In auffälliger Weise korrelieren Umweltverschmutzung und das Vorkommen von cancerogenen Polyaromaten. Zunächst erscheint es überraschend, daß die Hauptmenge an 3,4-Benzpyren, das als Leitsubstanz für die cancerogenen Polyaromaten gilt, mit den Grundnahrungsmitteln wie Obst, Gemüse und Getreide aufgenommen wird [15].

Die Aufnahme über Röst-, Grill- oder Räucherprodukte, die häufig als besonders suspekt angesehen wird, ist demgegenüber gering. Dies liegt an der absolut geringeren Verzehrsmenge. Die außerordentlichen Beziehungen zur Umweltkontamination belegen die beiden nächsten Abbildungen. Die Kontamination an Polyaromaten nimmt in dem Maß zu, wie sich die Entfernung zum Emittenten verringert [16].

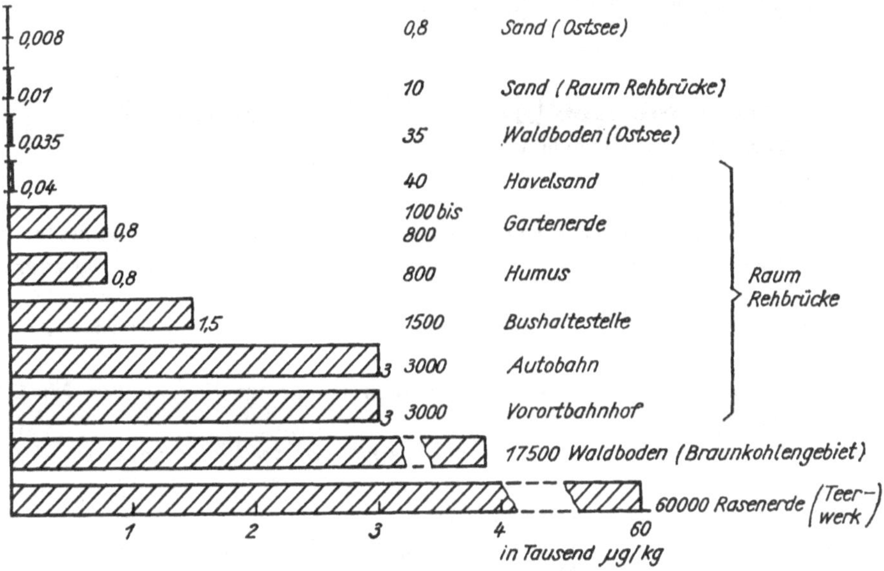

Abb. 4 3,4-Benzpyren in Erdproben (µg/kg)

Konform hiermit geht eine auffällige Kontamination von Erntegütern in Abhängigkeit von der Industrie- und Verkehrsnähe, die zu der Erkenntnis führt, daß in enger Nachbarschaft nicht ausreichend sanierter Industrieemittenten vom Anbau von Obst- und Gemüseprodukten für die menschliche Ernährung abgesehen werden sollte [17].

Ähnliche weitergehende Hinweise wären für viele Substanzklassen möglich. Man müßte zum Beispiel die Nitratanreicherung in Boden und Pflanze und die daraus folgende Nitrit- und die Nitrosaminbildung berücksichtigen. Doch hierzu fehlt in diesem Rahmen die Zeit.

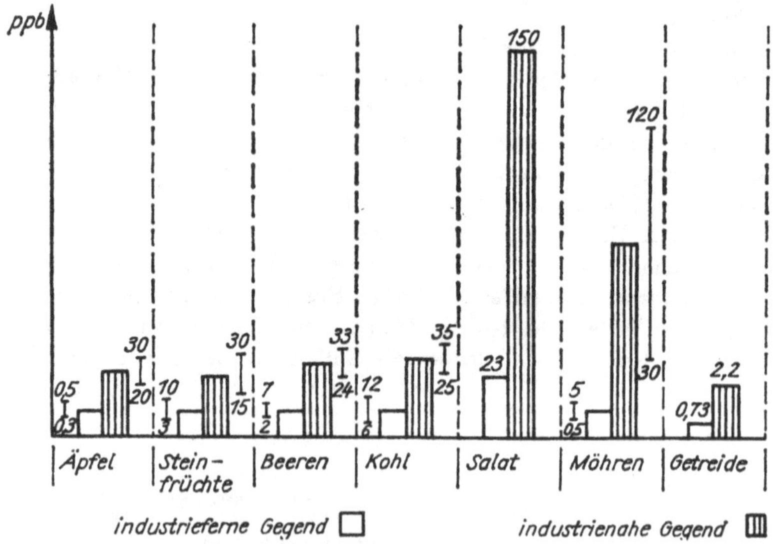

Abb. 5 Benzpyren-Kontamination von ausgewähltem Pflanzenmaterial (in ppb Trokkensubstanz)

Drittens sind es *Sekundärprodukte*, die aus lebensmittelfremden Bestandteilen, Lebensmittelbestandteilen oder Interaktionen zwischen diesen entstehen, und zwar durch

mikrobiologische Prozesse wie z. B. Bakterien- und Pilztoxine sowie gewisse Enzyme,

chemische Prozesse wie z. B. bei der Fettautoxidation, der Bildung von Nitrit und Nitrosaminen,

thermische Prozesse wie z. B. der Maillardreaktion und der Bildung cancerogener Polyaromaten und

Strahleneinflüsse, bei denen Strahlungsprodukte auftreten.

Häufig sind mehrere dieser Reaktionsmöglichkeiten — mikrobiologische, chemische, thermische oder strahlungsinduzierte — an einem Bildungsmechanismus gleichzeitig beteiligt.

Viertens sind die Lebensmittelzusatzstoffe zu erwähnen, fremde Stoffe, die bewußt in Lebensmittel eingebracht werden, von denen man weiß, daß sie ganz oder teilweise in unveränderter oder veränderter Form Bestandteile des Lebensmittels bleiben. In Frage kommen einige Hundert, die als Lebensmittelfarbstoffe, Konservantien, zur Konsistenzerhaltung und -verbesserung, Geschmacksbeeinflussung und für viele andere Zwecke oder als Hilfsstoffe bei technologischen Verfahren Verwendung finden.

Die Wirkung eines Schadstoffs kann durch das gleichzeitig obwaltende Ernährungsregime entscheidend beeinflußt werden. Ein Mangel an Nährstoffen beispiels-

die unter indischen Bevölkerungsgruppen lokal und endemisch zu toxischen Effekten geführt haben. Die LD_{50} des Captan sinkt z. B. für Ratten bei eiweißfreier Ernährung von 1000 mg/kg bis zu etwa 6 mg/kg, ein drastisches Beispiel der Toxizitätssteigerung um mehr als das Eintausendfünfhundertfache! Die Erklärung für dieses Phänomen bietet sich an, wenn man den Abbau des Captan im Organismus verfolgt [18]. Bei diesen metabolischen Vorgängen werden SH-haltige Aminosäuren und damit lebenswichtige Substanzen verbraucht. Es ist naheliegend, daß es bei einem Eiweißmangel — wie er bei indischen Bevölkerungsgruppen gegeben ist — zum Entzug der lebenswichtigen schwefelhaltigen Aminosäuren und damit zu Mangelerscheinungen kommen kann, die die Toxizität drastisch beeinflussen [19].

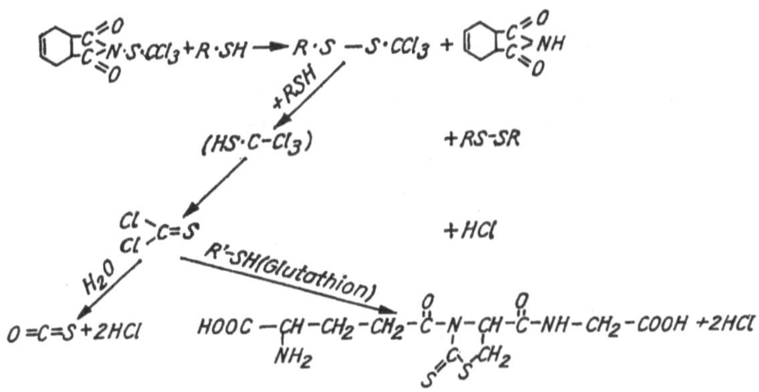

Abb. 6 Abbau fungizider Phthalimide
Wechselbeziehungen mit sulfhydrylhaltigen Aminosäuren (R—SH)

In ähnlicher Weise können Fett und Kohlenhydrate wirksam werden. Sie entwickeln Schlepperwirkungen, die bei Kohlenhydraten zur losen Bindung von Eisenionen in erwünschter Weise, durch Bindung toxischer Metalle hingegen toxizitätsverstärkend wirken können. Einige Füllstoffe hingegen wie Pektine und Alginate können durch Bildung stabiler Addukte die Resorption verzögern und somit ebenfalls die Ursache von Mangelbilanzen und ihren gesundheitlichen Auswirkungen sein. Reichlicher Fettgenuß z. B. fördert die Anreicherung lipophiler Noxen [20]. Diese Feststellungen decken sich mit der Tatsache, daß es nicht gleichgültig ist, ob ein Patient ein starkwirkendes Pharmakon, das ja seinerseits ein in unterschwelligen Mengen genommenes Gift ist, „vor" oder „nach" der Mahlzeit einnimmt.

Der hygienisch-toxikologischen Beurteilung von Fremdstoffen muß in jedem Falle das Tierexperiment zugrunde gelegt werden. Ziel aller toxikologischen Untersuchungen ist gewöhnlich die Ermittlung des no-effect level, besser noch des no-adverse effect level, d. h. die Bestimmung der Grenzkonzentration, die am Versuchstier ohne nachteiligen Effekt bleibt.

Tabelle 4
Toxizität von Pestiziden in Abhängigkeit von **Applikationsarten**

Wirkstoffgruppe	Wirkstoff	LD_{50} oral	LD_{50} intraperitoneal
Chlororganische P.	DDT	150– 420	40– 60
	Dieldrin	35– 85	25
Phosphororganische P.	Parathion	2– 30	5,5
	Dimethoat	300– 355	175–325
	Malathion	1400– 5850	750
Carbinsäurederivate	Ziram	500– 1400	25– 35
	CIPC	5000– 8000	700
	Carbaryl	190– 610	40
Phthalimidderivate	Captan	9000–15000	50–100

Bei der Beurteilung nahrungsrelevanter Noxen gestattet lediglich die per-os-Applikation Rückschlüsse, die den tatsächlichen Verhältnissen entsprechen.

Die Passage durch den Verdauungstrakt ist nicht selten mit Veränderungen (Metabolisierungen) verbunden, die zu Detoxifizierungen, aber auch zu Toxifizierungen führen können [21].

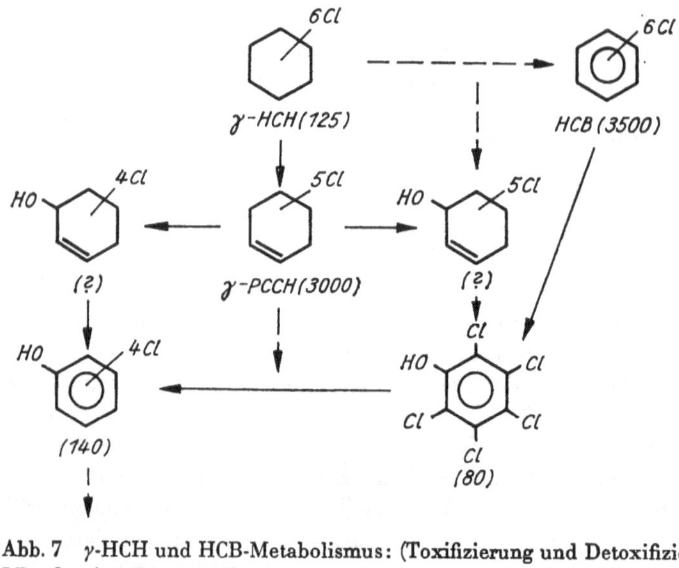

Abb. 7 γ-HCH und HCB-Metabolismus: (Toxifizierung und Detoxifizierung)
LD_{50} [mg/kg, Ratte, oral]

Unsicherheiten bei der Übertragung von Ergebnissen am Tier auf den Menschen sollen durch einen Sicherheitsfaktor abgefangen werden, der im Normalfall bei vorliegenden eindeutigen Daten den ermittelten no-effect level auf $^1/_{100}$

reduziert. Eine Vorsichtsmaßnahme, die keinesfalls übertrieben erscheint. Man bedenke, daß z. B. im Durchschnitt für die tödliche Vergiftung einer Katze 7 mg Chlorcholinchlorid pro kg Körpergewicht gebraucht werden. Der gleiche Effekt benötigt beim Hund etwa 800 mg/kg. Durch den Sicherheitsfaktor sollen Kriterien, die die Wirkung des Fremdstoffs beeinflussen können — wie Alter, Geschlecht, Gesundheitszustand und Ernährungssituation und nicht zuletzt Synergismen, Antagonismen oder gar Potenzierungseffekte — mitberücksichtigt werden [22].

Tabelle 5
Akute Giftigkeit verschiedener Stoffe (peroral nach Marhold)

Stoff	Tötet den Menschen bei Verzehr (Gesamtdosis)	LD_{50} Mensch [60 kg] per os in mg/kg	LD_{50} Ratte per os in mg/kg	LD_{50} Mensch: Ratte
Atropin	10 mg	0,17	875	0,0002
Parathion	100 mg	1,7	4	0,425
Arsentrioxid	120 mg	2	138	0,015
Dinitro-o-kresol	200 mg	3,3	30	0,110
Calciumcyanid	300 mg	5	13	0,385
Natriumfluorid	3 g	50	200	0,250
γ-HCH	5 g	83	177	0,469
Kaliumchlorat	15 g	250	7000	0,036
Benzol	30 g	500	5700	0,088
DDT	30 g	500	400	1,250
Methylalkohol	90 g	1500	12880	0,116
Äthylalkohol	300 g	5000	13660	0,367

Zum Teil erhebliche Unterschiede in der akuten Toxizität einiger Stoffe für den Menschen und für die Ratte belegt auch die Tabelle 5 [23].

Aus no-effect level, Sicherheitsspanne und Tagesverbrauch der kontaminierten Lebensmittel errechnet sich nach der sog. Holländischen Formel der permissible level, der zugleich den Grenzwert für mögliche Toleranzen und damit gesetzliche Regulative darstellt.

Wenn bei Stoffen Erfahrungen über die Reaktion des Menschen vorliegen, dann ist es vertretbar, den Sicherheitsfaktor geringer zu halten. Umgekehrt ist bei lückenhaften Ergebnissen — sofern überhaupt eine zulässige Dosis abzuleiten ist — der Sicherheitsfaktor zu erhöhen.

Das Problem der Spätwirkungen gewinnt immer mehr an überragender Bedeutung.

Zunächst erkannte man die Bedeutung der cancerogenen, später der teratogenen und mutagenen Stoffe. Heute werden neben Daten zur Toxizität in Langzeit-

und Generationsversuchen von der WHO Angaben über allergene Effekte, embryotoxische und neurotoxische Eigenschaften und Beeinträchtigungen des Immunsystems als selbstverständliche Kriterien und Voraussetzungen für ADI-Empfehlungen mit gefordert [24]. Umfang und Aufwand der Untersuchungen steigen damit ins fast Unermeßliche.

In diesem Zusammenhang stellt sich die spezielle Frage der Übertragung der am Tier beobachteten Spätschadeneffekte. Bisweilen hat man versucht sie zu verniedlichen unter dem Hinweis, daß die Reaktion eines Tieres z. B. bei der Bildung von Tumoren keinerlei Beweiskraft für den Menschen habe. Diese Meinung ist falsch, wenn der Effekt am Säugetier, insbesondere an mehreren Säugetierarten, bestätigt worden ist, von denen wenigstens eine ein Nicht-Nager war. Die Gefahr, daß der Mensch ähnlich reagiert, ist so groß, daß bis zum gegenteiligen Beweis eine Bagatellisierung des Befundes für den Menschen nicht möglich erscheint. Und wenn — wie im Falle einschlägiger Nitrosamine — an 20 oder mehr Tierarten die Tumorbildung erwiesen worden ist und dabei keine der Versuchstierarten ohne Effekt blieb, dann ist mit an Sicherheit grenzender Wahrscheinlichkeit der Verdacht der Tumorgefährdung des Menschen berechtigt [25].

Die Kompliziertheit und der große Aufwand der Tierexperimente fördern die Bestrebungen um Vereinfachung und Objektivierung der toxikologischen Befunde durch die Einführung von Testsystemen. Diese Untersuchungen geben im allgemeinen keine Antwort auf mögliche metabolische Veränderungen oder Entgiftungs- bzw. Giftungsreaktionen bei der enteralen Aufnahme. Vor übertriebenen Erwartungen sollte man sich daher hüten [26].

Bei aller Vorsicht, die die Vorsorge um die menschliche Gesundheit erfordert, muß man jedoch real bleiben. Wann repräsentiert der auftretende Schadeffekt einen quantitativen Einfluß, den zu vermeiden oder zu mindern man wirklich in der Lage ist? Was soll man mit der Feststellung praktisch anfangen, daß ubiquitäre, krebserregende und andere Substanzen mit Summationseffekten in der menschlichen Lebenssphäre nicht vorkommen dürfen, wenn man genau weiß, daß dieses Ziel nicht erreichbar ist? Richtig ist, daß es in derartigen Fällen keine Toleranzen geben kann, denn diese sollen ja mit einer voraussehbar unbedenklichen unwirksamen Menge korrespondieren. Absolutverbote in diesem Sinne, wie sie z. B. für cancerogene Polyaromaten, für Nitrosamine und Mykotoxine zweifellos erwünscht sind, sind jedoch nicht praktikabel und daher ohne jeglichen Nutzen. Nach dem Grundsatz „Besser das Unvollkommene zu tun als gar nichts" sollte man sich in diesen Fällen mit unabänderlich vorkommenden Limits, den socially acceptable levels, vertraut machen, die vorläufig duldbaren Grenzwerte entsprechen [27]. Sie besagen jedoch nichts über die physiologische Unbedenklichkeit, die in diesen Fällen einfach nicht gewährleistet werden kann. Es handelt sich um die bei sachgemäßer Handhabung derzeit unvermeidbaren Spuren, die nicht wegzudiskutieren sind, die weiter zu minimieren aber man ständig bestrebt sein muß. Der Mensch ist z. B. ohnehin einem Level der Cancerogenbelastung ausgesetzt, der zur derzeitigen Krebshäufigkeit in einer Beziehung steht. Dieser Level darf, und um dieses muß man bemüht sein, nicht anwachsen. Es muß hingegen alles getan werden, um ihn zu senken.

Nach der heute gültigen und wissenschaftlich begründbaren Moral ist der Nachweis der Unbedenklichkeit bei sachgemäßer Anwendung notwendig, wenn ein Stoff zusätzlich in die menschliche Lebenssphäre eingeführt werden soll, und nicht der Nachweis der Bedenklichkeit, um ihn nachträglich aus der Lebenssphäre zu verbannen. Dies trifft zu für Zusatzstoffe und vermeidbare Kontaminanten. Darüberhinaus ist aus der Summe der Risiken nach Möglichkeit all das zu eliminieren, was ohne erkennbaren Nutzen oder Vorteil ist und vermieden werden kann.

Das Verlangen nach absoluter „Safety“ einmal zugelassener Stoffe ist irreal. In diesem Sinne ist ausdrücklich zu betonen, daß die Revision eines einmal bezogenen Standpunktes notwendig sein kann und damit auch möglich sein muß. Neue Erkenntnisse zwingen nicht selten zur Überprüfung herkömmlicher Standpunkte, und es kann nur die Moral gelten, daß nach bestem Wissen und Gewissen alles versucht wurde, die menschliche Gesundheit zu schützen.

Eine endgültige Lösung derart, daß es dereinst eine schadstofffreie Umwelt und in diesem Sinne auch eine schadstofffreie Ernährung geben könnte, ist nicht zu erwarten. Sie ist ein Idealzustand, dem man sich zwar annähern sollte, den wir aber nie völlig erreichen werden.

Prioritäten der Beurteilung von Fremdstoffen müssen eingehend geprüft werden unter Berücksichtigung der Tatsache, daß Bagatellisierungen einerseits und Purismus andererseits gleichermaßen unseriös sind, vermeidbare gesundheitliche Schäden oder ökonomische Nachteile provozieren können und somit einer vernünftigen, wirklichen befriedigenden Behandlung des Problems entgegenstehen.

Literatur

[1] WHO Techn. Rep. Ser., Nr. 373, 10th Report of the Joint FAO/WHO Expert Committee on Food Additives, Genf 1967.

[2] Haider, M.: Leitfaden der Umwelthygiene. Verlag Hans Huber, Berlin/Stuttgart/Wien 1974, S. 25, 26.

[3] UNEP/GC/61/Addendum 1 (1976).

[4] Leh, H. O.: Verbraucherdienst 11, 53 (1966).

[5] Haider, M.: Leitfaden der Umwelthygiene. Verlag Hans Huber, Berlin/Stuttgart/Wien 1974, S. 24.

[6] Mc Ginty, L.: New Scientist 82, N. o. 1149 (1979).

[7] Anonym: Heart disease, cancer linked to trace metals. Chem. & Engng. News 54, Nr. 19, 24 (1976).

[8] Schrauzer, G. N., D. A. White, C. J. Schneider: Bioinorg. Chem. 7, 23 u. 35 (1977).

[9] Haider, M.: Leitfaden der Umwelthygiene. Verlag Hans Huber, Berlin/Stuttgart/Wien 1974, 19 u. 29.

[10] Rosival, L., R. Engst, A. Szokolay: Fremd- und Zusatzstoffe in Lebensmitteln. VEB Fachbuchverlag Leipzig 1978, S. 15.

[11] Rosival, L., R. Engst, A. Szokolay: Fremd- und Zusatzstoffe in Lebensmitteln. VEB Fachbuchverlag Leipzig 1978, S. 20.

[12] Peterle, T. J.: Nature (London) **224**, 620 (1969); Schrader, G., H. Ladisch, M. K. Achtzehn, H. Grahneis, H. Horn: Z. ges. Hyg. **25**, 239 (1979).

[13] Engst, R.: Bibliotheca Nutritio et Dieta **29**, 11 (1980).

[14] Swann Committee: Report of the use of antibiotics in animal husbandry and veterinary medicine. London: Her Majesty's Stationary Office 1969; WHO/IARC Monographs on the Evaluation of Carcinogenic Risk of Chemicals to Man. Vol. 6. Sex Hormones. Lyon: 1974.

[15] Fritz, W.: Ernährungsforschung **16**, 547 (1971).

[16] Technik und Umweltschutz (Luft — Wasser — Boden — Lärm). Erfassung und Auswirkungen von Luftverunreinigungen. Herausgeb. Kammer der Technik, Brennstofftechn. Gesellsch. in der DDR. VEB Deutscher Verlag für Grundstoffindustrie, Leipzig 1972.

[17] Fritz, W., R. Engst: Z. ges. Hyg. u. Grenzgeb. **17**, 271 (1971); Technik und Umweltschutz (Luft — Wasser — Boden — Lärm) Verminderung der Luftverunreinigung und medizinische Aspekte, Publikation Nr. 10. Herausgeb. Kommission für Umweltschutz beim Präsidium der Kammer der Technik. VEB Deutscher Verlag für Grundstoffindustrie, Leipzig 1975.

[18] Engst, R., M. Raab: Nahrung **17**, 731 (1973).

[19] Krijnen, C. J., E. M. Boyd: Food Cosmet. Toxicol. **8**, 35 (1970).

[20] Anonym: Med. Welt, Stuttgart **29**, 1163 (1978).

[21] Engst, R., R. M. Macholz, M. Kujawa: Residue Reviews **68**, 59 (1977).

[22] WHO Techn. Rep. Ser., Nr. 348, Report of a WHO Scientific Group. Genf 1967.

[23] Marhold, J.: Prehled prûmyslové toxikologie, 81 u. 82. Praha: Státni zdravotnické nakladatelstvi 1964.

[24] WHO Report of the 1978 Joint Meeting of the FAO Panel of Experts on Pesticide Residues and the Environment and the WHO Expert Group on Pesticide Residues, Rom, 27. 11.—6. 12. 1978 (Entwurf).

[25] Fritz, W., W.-J. Uhde: Studie zur Aufgabe „Vorkommen und lebensmittelhygienisch-toxikologische Einschätzung von N-Nitrosoverbindungen", Zentralinstitut für Ernährung der AdW der DDR, Potsdam-Rehbrücke 1976.

[26] Schramm, T., B. Teichmann: Nahrung **25**, H. 2 (1980) i. D.

[27] Engst, R., W. Fritz: Acta Alimentaria Polonica **3** (27), No. 3, 255 (1977).

Emanuel Heinisch

Ökologisch- ökonomische Wechselwirkungen bei der Anwendung von Pflanzenschutzmitteln und Mitteln zur Steuerung biologischer Prozesse

Die Anwendung von Pflanzenschutz- und Schädlingsbekämpfungsmitteln sowie Mitteln zur Steuerung biologischer Prozesse (PSM und MBP) — in der DDR sind gegenwärtig 337 Handelspräparate auf der Basis von 195 Wirkstoffen amtlich anerkannt — wird zumeist begründet mit der Notwendigkeit, die Kulturpflanze vor einer Vielfalt biotischer Schaderreger und Konkurrenten zu schützen. Das angestrebte ökonomische Ziel ist die Sicherung der Erträge. Die Pflanzenproduktion ist aber — im Gegensatz zu nahezu allen anderen Zweigen der Volkswirtschaft — per se eingebunden in Systemen mit ökonomischen und ökologischen Konstitutienten. Die Strategie der natürlichen Ökosysteme, aus denen die Landwirtschaft abgeleitet wird, ist auf die Protektion, d. h. auf die Optimierung des Systems zugunsten aller seiner Glieder gerichtet. Die Strategie der abgeleiteten Agroökosysteme hat dagegen die Maximierung eines Elementes des Systems zum Ziele. Die Labilität der abgeleiteten Systeme, bedingt durch Unterbrechung der Sukzession, Ausschaltung von Konkurrenten und Bildung neuer Nischen, wird durch ständige Zufuhr zusätzlicher Energie hauptsächlich in Form mineralischer und organischer Pflanzennährstoffe sowie PSM und MPB ausgeglichen.

Trotz global steigendem Einsatz von PSM werden auch gegenwärtig noch ca. 35% der Welternte durch biotische Schaderreger nach der Aussaat während der Vegetationsperiode und nach der Ernte während des Transports oder der Lagerung vernichtet; 14% durch tierische Organismen, 12% durch Pflanzenkrankheiten und 9% durch Unkrautkonkurrenz. Noch deutlicher wird diese in ihren Dimensionen durch abstrakte Zahlen kaum abschätzbare Situation wiedergegeben durch die nachstehende Zusammenstellung einiger historisch bedeutsamer, durch biotische Schaderreger verursachter Erntekatastrophen und ihrer Folgen.

Diesen Zahlen und Tatsachen wurde begegnet durch den nach Art und Menge zunehmenden Einsatz von PSM. Die ersten im Pflanzenschutz angewandten Präparate — deren protektive Wirkung nicht selten durch einen Zufall entdeckt wurde und deren Einsatz nach der Erfahrung von Praktikern mehr oder weniger willkürlich z. B. nach dem Motto „viel hilft viel“ erfolgte — waren zu einem erheblichen Teil hochgiftige Verbindungen wie Calcium- und Bleiarsenat, der Arsen enthaltende Farbstoff Schweinfurter Grün, Fluoride, Silikofluoride,

Tabelle 1
Erntekatastrophen bzw. massenhafte Ausbreitung biotischer Schaderreger und ihre Folgen

Ursache	Wirkung
Auftreten der Kraut- und Knollenfäule der Kartoffel (Phytophthora infestans) in Irland 1845/46	ca. 250 000 Hungertote. Beginn der großen Auswanderung der Iren nach Nordamerika. Heute leben von 23 Millionen irischstämmigen Menschen nur 3 Millionen in Irland.
Einschleppung des Echten Mehltaus der Rebe (Oidium tuckeri) nach Frankreich und Oberitalien um 1850	Auswanderung der meisten Weinbauern nach Nordafrika. Anbau zahlreicher Rotweinrebsorten vor allem in Algerien und Marokko; heute ein bedeutender volkswirtschaftlicher Faktor, der sich wirtschaftspolitisch teilweise negativ auswirkt, weil diese Staaten das Produkt nicht selbst verbrauchen können (der Islam verbietet den Alkoholgenuß) und in ihren Außenwirtschaftsbeziehungen von Abnehmerländern abhängig werden.
Ausbruch und epidemische Ausbreitung von Hemileia vastatrix, einer Rosterkrankung von Kaffee in Zypern um 1870; die ehem. britische Kronkolonie war damals Hauptlieferant von Kaffee für England	Änderung typischer Verbrauchsgewohnheiten eines Volkes durch Umstellung von Kaffee auf Tee. Zu dieser Zeit wurden 0,5 kg Kaffee/Person/Jahr in England verbraucht, während der Tee fast unbekannt war. 1956 wurden 4 kg Tee und rund 0,7 kg Kaffee pro Kopf und Jahr konsumiert obgleich der Tee als Folge des 2. Weltkrieges noch rationiert war, der Kaffee jedoch nicht.
Vernichtung des Baumwollanbaues in ganzen Landstrichen von Mexiko und den USA durch Massenauftreten des Baumwollkapselkäfers (Anthonomus grandis) um 1900	Konkursanmeldung vieler Farmer. Die Lebensbedingungen ganzer Armeen von Negersklaven verschlechterten sich rapide. In dieser Zeit entstand der elegische Blues, erstmals als „the ballad of the weevil", die Ballade vom Baumwollkäfer.
Vorkommen des Mutterkornes, des Dauermyzels vom Kernpilz Claviceps purpureum	Auslösung teilweise spektakulärer Erkrankungen. Im Mittelalter bezeichnete man diesen Ergotismus als „Arme-Leute-Krankheit", weil die sozial ausgebeuteten Bevölkerungsschichten von Roggenbrot lebten und häufig an Ergotismus erkrankten, während sich die sozial gehobenen Schichten Weizenbrot leisten konnten.

Tabelle 1 (Fortsetzung)

Ursache	Wirkung
Ausbreitung der Herbstzeitlose (Colchicum autumnale) auf Wiesen und Weiden	Vergiftungen von weidendem Vieh durch Colchizin. Einzelfälle von Sekundärvergiftungen, da Colchizin mit dem Futter aufgenommen und mit der Milch ausgeschieden wird. Schädigung von Kapillaren und Blutgefäßen sowie Lähmung des zentralen Nervensystems.

Polysulfide, Kupfer- und Quecksilberverbindungen sowie als erste organisch-synthetische Wirkstoffe das Phenothiazin, Derivate des Carbazols, Rhodanwasserstoffsäureester, Mineralöle, Teeröle und schließlich die als Relikte auch heute noch verwendeten organischen Nitroverbindungen, das DNOC (2-Methyl-4,6-dinitrophenol), das Dinoseb (2-sek-Butyl-4,6-dinitrophenol) und abgeleitete Substanzen. So sehr es heute verwundert, daß solche suspekte und persistente Verbindungen, deren Eintrag in die Biosphäre in der Gegenwart mit komplizierten und aufwendigen Vorrichtungen und Institutionen tunlichst unterbunden wird, noch vor 50, ja teilweise 30 Jahren legal und gezielt appliziert wurden, um so mehr muß es uns in Erstaunen versetzen, daß dies von der damaligen Toxikologie und z. T. auch Ökologie, im Vergleich zu den heutigen Aktivitäten dieser Disziplinen, man darf ruhig sagen ignoriert wurde.

Die Hochkonjunktur erlebte der Einsatz von PSM nach dem 2. Weltkrieg, und zwar zunächst keineswegs in der Landwirtschaft, sondern — entsprechend den Erfordernissen der Zeit — in der Parasitenbekämpfung und der Seuchenhygiene. Die Entwicklung der Chlorkohlenwasserstoff-Insektizide DDT, HCH und später Lindan, Aldrin, Dieldrin, Endrin, Chlordan, Camphechlor, der Phosphororganika, Parathion, Malathion, Demeton und seiner Abkömmlinge, von Dimethoat, Trichlorphon und zahlreichen anderen, der insektiziden und herbiziden Carbamate, der fungiziden Dithiocarbamate, Thiurame, Phthalimide, der Wuchsstoffherbizide und der herbiziden Harnstoff- und Triazinderivate — um nur die wichtigsten zu nennen — eröffneten der Landwirtschaft völlig neue Möglichkeiten und Perspektiven. Dies wird auch deutlich in den folgenden Tabellen, in denen die Anwendungs- bzw. Produktionszahlen von PSM in einigen Ländern zusammengefaßt sind.

Während die Tabelle 2 Anwendungszahlen von PSM in der DDR und die Tab. 3 in der VRP zeigt, sind in der Tab. 4 die Produktionszahlen auf dem PSM-Sektor in der BRD in den Jahren 1972—1975 festgehalten.

Die Zahlen — vor allem in den Tabellen 3 und 4 bilden deutlich den steigenden Trend bis etwa 1974 ab. Von da an erscheint eine Stagnation in der Insgesamtanwendung bzw. -produktion. Dies gilt aber nicht für eine Gruppe der PSM-Palette, für die Herbizide, die fortlaufend steigende Verwertungsziffern auf-

Tabelle 2

Auslieferung von Pflanzenschutzmitteln in der **DDR** sowie chemische Unkrautbekämpfung (nach Stat. Jahrbuch der DDR)

Jahr	Auslieferung von PSM in t Wirkstoff		Chemische Unkrautbekämpfung in 1000 ha behandelte Fläche			
	Insges.	dav. Herbizide	Insges.	dav. Getreide[1]	Kartoffeln	Futter- u. Zuckerrüben
1965	8 219	6 197	1 443,1	996,9	95,5	11,9
1970	18 567	13 758	2 259,0	1 284,9	338,6	113,6
1975	22 480	15 004	3 309,7	1 789,4	492,8	284,9
1976	23 665	16 243	3 476,6	1 890,7	492,8	284,9
1977	24 502	19 915	3 497,2	1 788,5	527,9	286,1

[1] ab 1970 ohne Roggen

Tabelle 3

Anwendung von Pflanzenschutzmitteln in der VRP in den Jahren 1960—1975 (Stat. Jahrbuch der VRP, GUS, Warszawa 1976)

Wirkprinzip	Anwendung in t Handelspräparat in den Jahren							
	1960	1965	1970	1971	1972	1973	1974	1975
Insektizide	41 883	59 654	42 841	33 760	36 954	30 669	45 209	39 812
Fungizide	2 130	2 440	4 039	3 050	2 850	3 885	4 199	3 818
Herbizide	621	4 330	6 522	5 763	5 040	9 196	14 240	15 933
Rodentizide	302	179	123	460	431	763	280	192
Sonstige	77	47	203	1 016	748	266	333	216
Insgesamt	45 013	66 650	53 738	44 058	46 023	44 779	64 261	59 971

Tabelle 4

Produktion von Pflanzenschutzmitteln in der BRD in den Jahren 1972—1975 (o. V. 1974 [8], o. V. 1975 [9] und o. V. 1976 [10])

Wirkprinzip	Produktion in t Handelspräparat in den Jahren		
	1972	1974	1975
Herbizide	66 853	81 801	83 773
Insektizide	57 533	66 762	59 495
Fungizide	50 126	56 768	40 776
Insgesamt[1]	203 336	247 351	130 907

[1] Diese Zahlen entsprechen nicht der Summe von Herbiziden, Insektiziden und Fungiziden

weisen. Womit ist diese Stagnation auf der einen, der stetig steigende Trend auf der anderen Seite zu begründen?

Diese Entwicklungen haben vielschichtige Ursachen. Zunächst ist festzustellen, daß die Wirkstoffe zur Bekämpfung tierischer Schaderreger, also vor allem die Insektizide und Rodentizide, zu den Verbindungen mit relativ hohen Toxizitäten oder, wo dies zum mindesten akut nicht der Fall ist, mit hohen Persistenzen und Bioakkumulationsfaktoren sind. Dies führte bei diesen Stoffgruppen weltweit zu prononcierten Restriktionen und demzufolge auch zu härteren Anforderungen bei den Zulassungsverfahren. Zunehmend werden — nach WHO-Mustern oder nach nationalen oder anderen internationalen Prinzipien, wie z. B. RGW-Standards — normierte toxikologische und ökologische Prüfungen als grundsätzliche Voraussetzung für die Anerkennung bzw. Zulassung gefordert. Von Grasser [6] wird berichtet, daß die Erfolgschancen innerhalb der Suche nach PSM bei der Union Carbide Company 1956 so eingeschätzt wurden, daß unter 1800 synthetisierten Verbindungen noch 1 marktfähiger neuer Wirkstoff erwartet werden konnte, 1964 mußte zum gleichen Ziel bereits die doppelte Zahl von Wirkstoffen synthetisiert werden, während 1975 die Trefferchance in einem Bereich von etwa 1 : 40 000 bis 1 : 80 000 Stoffen lag. Die Forschungs- und Entwicklungskosten für einen Pflanzenschutzwirkstoff lagen zur gleichen Zeit nach Bilanzen der Firma Ciba-Geigy bei 20—30 Mio SFR, ohne Investitionen in Produktionsanlagen. Diese Zahl ist wie folgt aufzugliedern: chemische Arbeiten 30%, biologische Eignungsprüfungen 30—40% und toxikologische sowie ökologische Tests gleichfalls 30—40%. Letztere werden vor allem bei Insektiziden, Akariziden und Rodentiziden noch zunehmen.

In vieler Hinsicht anders gestaltet sich die Situation bei den Herbiziden. Ihre Funktion im Pflanzenschutz, die Ausschaltung pflanzlicher Konkurrenten, ist nur ein Teil der beabsichtigten Wirkung. Unkrautfreie Felder sind pflanzenbaulich und ökologisch nichts prinzipiell Neues. Neu an der heutigen Situation ist, daß dies nicht mehr mit der Hacke von Hand erreicht wird, einer sehr mühsamen Tätigkeit, zu der kaum noch jemand zu motivieren ist, jedenfalls nicht mit ökonomischen Stimuli. Hinzu kommt noch, daß die chemische Bekämpfung von Unkraut (z. B. im Getreide) oder von unerwünschten Pflanzenbeständen bzw. -teilen (z. B. bei der Kartoffel und der Betarübe) die Voraussetzung für eine mechanische Ernte darstellt und somit für die Einführung industriemäßiger Produktionsmethoden. Die Notwendigkeit hierfür ergibt sich aus einer Besonderheit der pflanzlichen Produktion: sie ist stets gebunden an das Hauptproduktionsmittel Boden.

Historisch betrachtet, wird der Boden in Zentraleuropa seit etwa dem Ende des 13. Jahrhunderts zunehmend intensiv bewirtschaftet; die Bevölkerung hat sich in diesem Raum seither etwa verzwanzigfacht, die landwirtschaftliche Nutzfläche nahm dagegen seit der abschließenden Trennung der „Feldmark" von der „Waldmark" nur mehr unwesentlich zu. Die Zahl der in der Landwirtschaft Tätigen sank vor allem in der zweiten Hälfte des 20. Jahrhunderts stark ab. Eine

Exploitation des Bodens, wie sie auch heute noch z. T. in Nord- und Südamerika sowie Afrika und Asien stattfindet (Brandordnung, fortgesetzte Nutzung durch Monokulturen, Überweidung), ist in Europa nicht mehr möglich.

Die Bevölkerungsentwicklung in der Landwirtschaft der DDR ist in Tabelle 5 zusammengefaßt.

Tabelle 5
Bevölkerungsentwicklung in der Landwirtschaft der DDR (nach Stat. Jahrbuch der DDR)

Jahr	Insgesamt	davon mit abgeschlossener Ausbildung+				% mit abgeschlossener Ausbildung
		Hochsch.	Fachsch.	Meister	Facharb.	
1963	1 028 927	4 095	16 789	28 541	136 894	18,1
1965	1 014 771	5 264	21 140	32 020	190 581	24,5
1970	886 624	7 438	28 313	47 135	427 923	57,6
1975	792 969	11 783	37 656	52 333	522 711	78,8
1976	774 579	12 806	39 129	51 374	520 240	80,5

+) ohne Veterinärwesen, Pflanzenschutz und agrochemische Zentren

Die Tabelle 5 zeigt einen eindeutigen quantitativen Rückgang innerhalb der in der Landwirtschaft der DDR Tätigen, eine Tendenz, die in allen hochentwickelten Industriestaaten gleichermaßen zu beobachten ist und in vielen Entwicklungsländern, wenn auch nicht in solch rasantem Tempo. Aus der Tabelle 5 ist aber auch ein klarer sozialökonomischer Trend zu qualifizierten Landwirten ersichtlich. Daß diese Entwicklung globalen Charakter hat, zeigt die in der Tabelle 6 zusammengefaßte Zunahme der Herbizidanwendung in den wichtigsten landwirtschaftlichen Kulturen.

Diese Trends werden bestimmt durch die folgenden weltweit zu beobachtenden Faktoren:

— Intensivierung der ökonomischen Nutzfähigkeit des begrenzt zur Verfügung stehenden Hauptproduktionsmittels Boden (der Bodenfruchtbarkeit)
— bedingt durch die ständig sinkende Zahl der in der Landwirtschaft tätigen Menschen und die
— hierdurch notwendig werdende Intensivierung der landwirtschaftlichen Produktion.

Indessen ist der Einsatz von Herbiziden auch von Folgewirkungen begleitet, die vor allem vor der Ökologie und Ökonomie — weniger vor der Toxikologie — keinen Halt machen. Dies soll an dem Beispiel der Anwendung von Wuchsstoffherbiziden im Getreideanbau deutlich gemacht werden [3, 5].

Etwa seit Beginn der fünfziger Jahre werden in allen Ländern mit einer hochentwickelten Landwirtschaft Wuchsstoffherbizide (2,4-Dichlorphenoxyessigsäure

2,4-D; 2-Methyl-4-chlorphenoxyessigsäure MCPA und Folgeprodukte) angewandt. Durch Präparate auf der Basis dieser Wirkstoffe wurden dikotyle Unkräuter, wie z. B. der Mohn (Papaver rhoea), die Kornrade (Agrostemma githago), der Hederich (raphanus raphanistrum), der Ackersenf (Sinapis arvensis), die Ackerkratzdistel (Cirsium arvense) u. a. m. weitestgehend zurückgedrängt. Dieser Vorgang blieb selbst dem flüchtigen Betrachter nicht verborgen, fehlten doch nunmehr die roten und blauen Tupfen in den Getreidefeldern.

Durch das Fehlen der dikotylen Unkräuter entstanden ökologische Nischen für Ungräser wie den Flughafer (Avena fatua), das Ackerfuchsschwanzgras (Alopercurus agrestis), den Windhalm (Apera speca-venti) und die Quecke (Elegtrigia repens) sowie für durch Wuchsstoffherbizide schwer bekämpfbare Unkräuter wie die Kamille (Matricaria chamomilla) und die Vogelmiere (Stellaria media). Die Ausbreitung der Ungräser machte die Entwicklung und den Einsatz neuer Herbizide notwendig. In der DDR sind hauptsächlich zur Bekämpfung von Avena fatua und Alopecurus agrestis Herbizide mit den Wirkstoffen Triallat, Chlorphenoprop-methyl, Barban und Benzoylprop-äthyl amtlich anerkannt.

Die Anwendung der Wuchsstoffherbizide begünstigt sehr stark den Einsatz moderner Technik, vor allem des Mähdreschers. Der Bodenbewuchs mit Unkräutern störte die maschinelle Ernte; sie verfilzen im Mähbalken, der damit blockiert wird. Weiterhin hält ein Unkrautdurchsatz die Feuchtigkeit im Feld, das Getreide muß aber bei dem mechanischen Erntevorgang druschtrocken sein. Es besteht also ein Zusammenhang zwischen der Leistung des Mähdreschers und dem Unkrautbestand in den Feldern.

Tabelle 6
Prognostizierte globale Zunahme der Herbizidanwendung in den wichtigsten landwirtschaftlichen Kulturen (entnommen aus Farm chemicals 1975)

Kultur	Wert in Mio. Dollar (entspr. Basispreisen von 1974) 1974	1980	% Steigerung
Weizen	200	281	40,5
Baumwolle	240	420	75,0
Mais	680	1 061	56,0
Reis	515	770	49,5

Der Einsatz des Mähdreschers macht, zur Erzielung der für seine Arbeitstechnik notwendigen Trockenheit die Totalreife des Getreides, also eine Verschiebung des Erntetermins um 10 bis 14 Tage, erforderlich. Zu diesem Zeitpunkt sind aber auch der Windhalm und andere Ungräser reif. Das bedeutet, daß der Mähdrescher für die Ungräser wie eine Drillmaschine wirkt indem er die ausgereiften Unkrautsamen wieder auf das Feld schüttet. Die durch die Wuchsstoffherbizide begonnene Selektion wird also von dem Mähdrescher fortgesetzt.

Die nunmehr funktionierende weitestgehende Ausschaltung der Unkraut- und Ungrasflora (und im Getreidebau funktioniert das auch tatsächlich) bewirkt, daß das gesamte Nährstoffangebot der Kulturpflanze zur Verfügung steht, da diese praktisch keine Konkurrenten mehr hat. Dies und die ständig steigenden Stickstoff-Gaben begünstigten das „Lagern" des Getreides, vor allem bei Sorten mit großer Halmlänge. Dies wiederum machte den Einsatz der in die Gruppe der MBP einzuordnenden Halmstabilisatoren notwendig. Bei Winterweizen wendet man Chlormequat und bei Winterroggen Etephon an. Vor allem den Einsatz von Chlormequat galt es toxikologisch abzusichern, was Eingang in die Anwendungstechnologie fand, das Etephon ist nicht in dem Maße problematisch. Dieser Dominostein-Effekt wird nun allerdings insofern gestoppt, als sich die Anstrengungen der Getreidezüchung zur Enwicklung von Kurzhalm-Sorten verstärkt. In der DDR führte dies zu der Züchtung der Winterweizensorten Alcedo und Ames, die — je nach Bodenart — mit der halben Menge von Chlormequat auskommen bzw. völlig auf solche Präparate verzichten können, Diese Neuzüchtungen nehmen gegenwärtig ca. 25% des Winterweizenanbaues der DDR ein, ihre Bedeutung steigt. Ähnliche Tendenzen zeigen sich auch bei anderen Getreidearten (z. B. Sommergerste „Trumpf" und „Nadja") ab.

Die durch den Wegfall der Unkraut- und Ungrasflora als Nährstoffkonkurrenten der Kulturpflanzen geschaffene Situation müßte schließlich zu Stickstoffgaben führen, die dem alleinigen Entzug durch das Getreide entsprechen also zu Herabsetzungen der Düngergaben. Zum anderen wird aber hauptsächlich durch die erhöhte Bestandesdichte ein Mikroklima geschaffen, daß die Entwicklung verschiedener parasitärer Pilze, vor allem von Getreidemehltau (Erysiphe graminis) begünstigt, was die Notwendigkeit weiterer Behandlungen, diesmal mit systemischen Fungiziden wie Tridemorph, Triforin, Ethirimol u. a. m. nach sich zieht. Wenn diese Behandlungen auch weder ökologische noch toxikologische Konsequenzen haben, so doch sehr wohl ökonomische.

Die Reduzierung bzw. der vollständige Wegfall manueller Arbeiten auf den Getreideflächen führt zwar dazu, daß weitaus weniger Menschen auf den Feldern sind, dafür aber mehr Maschinen und zum Teil in dichten Folgen. Von der Aussaat bis zur Ernte hat sich die Zahl der Arbeitsgänge in den letzten 20 Jahren etwa verdoppelt [7]. Auch wenn ein Teil dieser Arbeiten mit Flugmaschinen erfolgt, kann von einer „Beruhigung" der Felder nicht gesprochen werden, wie dies gelegentlich geschieht [1, 2, 4].

Die Veränderungen in der Population von Vertretern der Avifauna, aber auch des freilebenden Wildes in Getreidebeständen werden verursacht durch

- gegenüber früheren Jahren veränderte Fixierung der agrotechnischen Termine verbunden mit einer Störung bzw. Zerstörung von Gelege und Jungwild,
- erhebliche Steigerung der Schlaggrößen mit der Schaffung neuer Habitate bzw. Verbesserung der Fluchtwege,
- Störung von Bruthabitaten durch flurmeliorative Veränderungen, insbesondere die Reduzierung von Gehölzen, Kleingewässern, Wegrainen u. a.

— Verminderung der Nahrungsgrundlage verschiedener Vertreter der Avifauna durch Reduktion der Dikotylen-Samen in den Getreidefeldern. Das letztere Defizit dürfte allerdings auf von Herbizidbehandlungen freigebliebenen Straßengräben und Wegrändern sowie auf — nicht selten verunkrauteten — benachbarten Kartoffel- und Maisbeständen ausgeglichen werden, wenn die Getreideflächen eine bestimmte Größe nicht überschreiten.

Der Komplex Intensivierung im Getreidebau soll abgeschlossen werden durch eine arbeitswirtschaftliche Betrachtung. Ein erheblicher Teil der chemischen und anderer maschineller Arbeiten konzentriert sich auf den Mai. Dies bedeutet, daß in diesem Monat Fachkräfte z. T. mehrschichtig arbeiten, während sie — von der Ernte abgesehen — zu anderen Zeiten nicht selten unterbeschäftigt sind.

Ziel dieser Betrachtungen war aufzuzeigen, daß die Einführung industriemäßiger Methoden in die Pflanzenproduktion gekennzeichnet ist durch die Prozesse Mechanisierung, Melioration und Chemisierung. Alle diese Komponenten sind eng miteinander verflochten, bedingen sich gegenseitig und können nicht verändert werden, ohne daß sich das multifaktorielle System als Ganzes verändert. Besitzt auch jede einzelne dieser Komponenten ökologische Relevanz, so ist doch der ökologische Gesamteffekt als Resultante aller Komponenten des Systems zu bewerten. Ebensowenig wie es ökonomisch möglich ist, auf einen dieser Faktoren zu verzichten, kann man ihn aus der ökologischen Betrachtung ausklammern.

So deutlich sich hier ökonomische Ursachen und ökologisch-ökonomische Wirkungen als Ablauf innerhalb einer Produktionskette gegenüberstehen, muß doch noch auf einen weiteren Aspekt hingewiesen werden. Die von der Landwirtschaft und insbesondere der Anwendung industriemäßiger Methoden in der Pflanzenproduktion initiierten ökologischen Folgewirkungen werden häufig fortgesetzt, vervollständigt oder überlagert durch Wirkungen anderer ökonomischer oder sozialer Aktivitäten des Menschen. Da aber diese, wie z. B. Energieerzeugung, Ausbau des Verkehrswesens u. a. Infrastrukturen, kaum ernsthaft in Frage gestellt werden, wird die Landwirtschaft fast immer als Hauptverursacher vor allem von ökologischen Nachteilseffekten angesehen.

Literatur

[1] Blaszyk, P.: Naturschutz geht alle an! Gesunde Pflanzen 24. 1972, 1—5.

[2] Blaszyk, P.: Pflanzenschutz und Naturschutz. Gesunde Pflanzen 27. 1975, 1—9.

[3] Cramer, H. H.: Ökonomisch-ökologische Wechselwirkungen. In: Wegler, R.: Chemie der Pflanzenschutz- und Schädlingsbekämpfungsmittel. Springer-Verlag Berlin (West) und Heidelberg 1976.

[4] Cramer, H. H.: Herbizide im Spannungsfeld zwischen Ökologie und Ökonomie. Naturwissenschaften 64. 1977, 195—199.

[5] Ebert, D.: Institut für Getreideforschung der Akademie der Landwirtschaftswissenschaften der DDR Bernburg/Hadmersleben. Persönliche Mitteilung 1979.

[6] Grasser, R.: Chemische Schädlingsbekämpfung, Z. angew. Entomol. 78. 1975, 20–27.

[7] Weinitschke, H.: Institut für Landschaftsforschung und Naturschutz der Akademie der Landwirtschaftswissenschaften der DDR Halle (Saale). Persönliche Mitteilung 1978.

[8] BRD-Pflanzenschutzmittelproduktion über 1 Mrd. DM. Europa-Chemie (Düsseldorf) 1974 H. 12, S. 224.

[9] Gutes Jahr für Pflanzenschutzmittel. Europa-Chemie (Düsseldorf) 1975, H. 10, S. 197.

[10] Differenzierte Entwicklung bei Pflanzenschutzmitteln. Europa-Chemie (Düsseldorf) 1976, H. 10, S. 165.

MIX
Papier | Fördert gute Waldnutzung
FSC® C083411

Zeitfracht Medien GmbH
Ferdinand-Jühlke-Straße 7
99095 Erfurt, Deutschland
produktsicherheit@kolibri360.de